JN249049

25kgやせた医師が教える

にこたま肝臓ダイエット

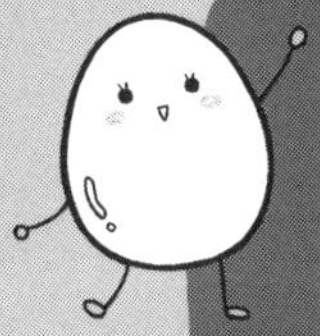

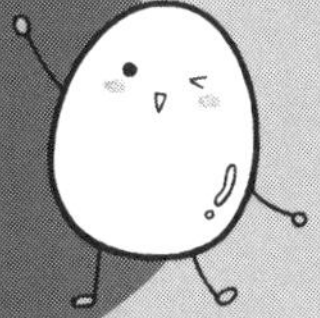

川西 輝明

肝臓専門医

Gakken

「にこたまダイエット」は**肝臓専門医**が、
さまざまなダイエットに試行錯誤する中で編み出した、
手軽にできて効果が高いダイエット法です。

〝にこたま〟とは〝卵2個〟の意味で、
そのやり方は、いたって簡単。

3食のうち、1食分の主食を卵2個に置き換える

たったこれだけです。

卵は栄養バランスに優れた高タンパク質なスーパーフード。
食事の代謝や体内の解毒に働く要の臓器・肝臓の
働きをサポートする栄養素が詰まっており、

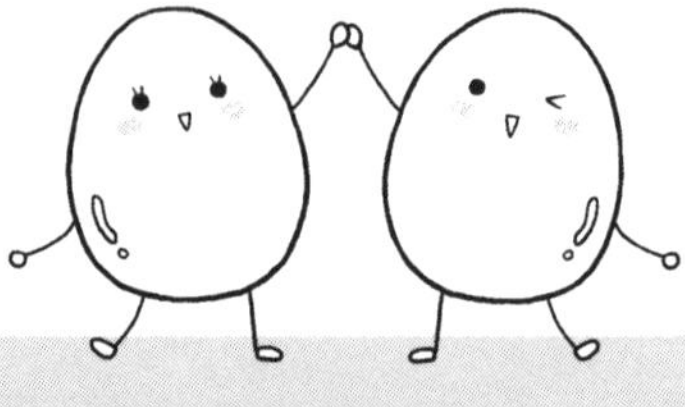

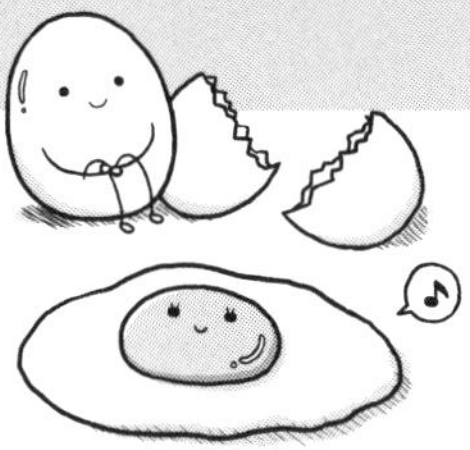

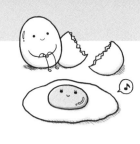

栄養バランスを整えながら健康的にダイエットができます。

著者自身、この方法をきっかけに
25kgのダイエットに成功し、脂肪肝を克服。

肝臓の疾患があり、食事改善に悩む患者さんにも
「にこたまダイエット」をすすめたところ、
「肝臓の数値が改善した」「1か月で体重が5kg落ちた」といった
うれしい成功例が続出。

＊運動が苦手だけれど体重を落としたい方
＊おなかまわりの脂肪を落としたい方
＊肝臓の数値が気になる方

にぜひ試していただきたい方法です！

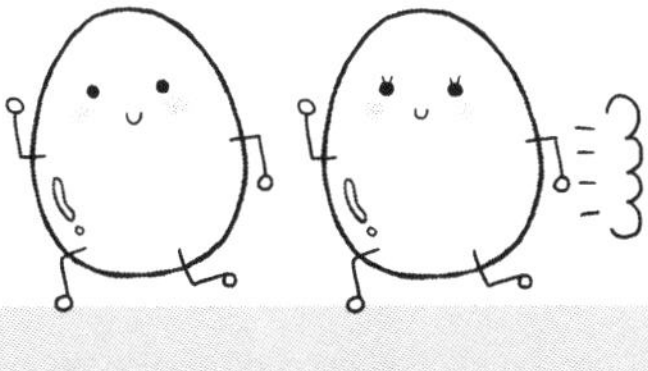

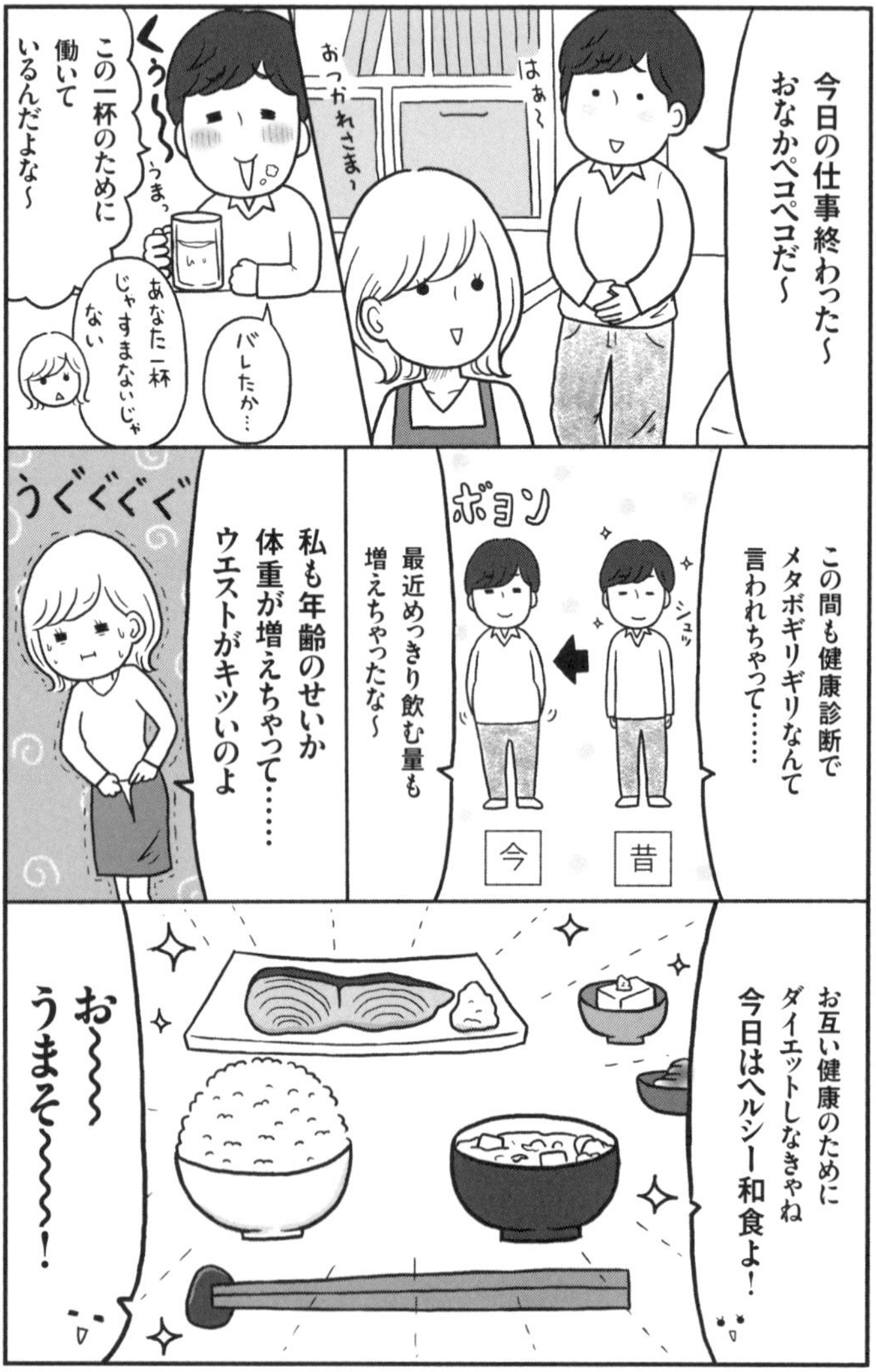
今日の仕事終わった〜
おなかペコペコだ〜
はぁ〜
おつかれさま〜
くぅ〜〜
うまっ
この一杯のために
働いて
いるんだよな〜
あなた一杯
じゃすまないじゃ
ない
バレたか…
この間も健康診断で
メタボギリギリなんて
言われちゃって……
シュッ
昔
ボヨン
今
最近めっきり飲む量も
増えちゃったな〜
私も年齢のせいか
体重が増えちゃって……
ウエストがキツいのよ
うぐぐぐぐ
お互い健康のために
ダイエットしなきゃね
今日はヘルシー和食よ！
お〜〜〜
うまそ〜〜〜〜！

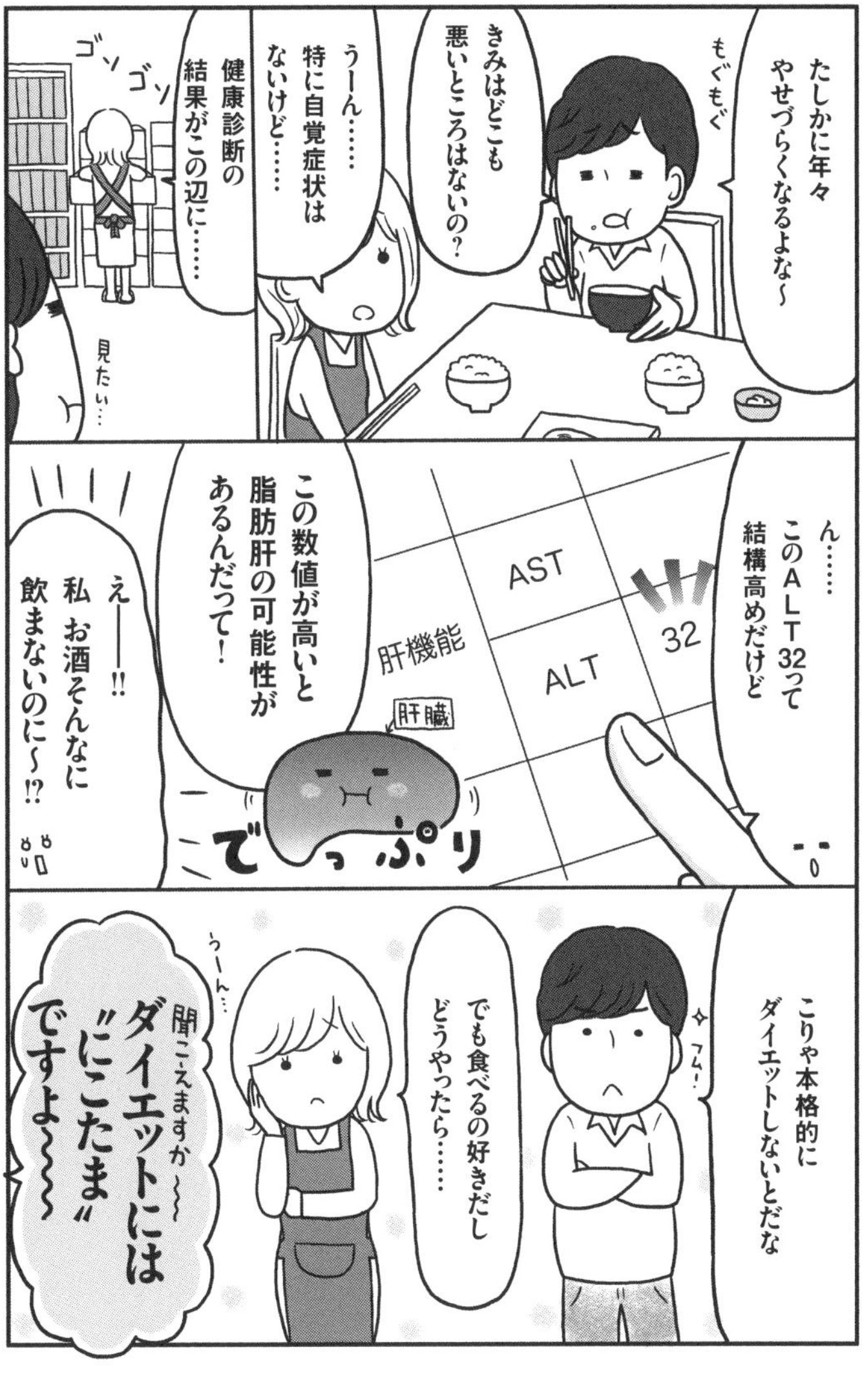
たしかに年々
やせづらくなるよな〜
もぐもぐ
きみはどこも
悪いところはないの？
うーん……
特に自覚症状は
ないけど……
健康診断の
結果がこの辺に……
ゴソゴソ
見たい…
ん……
このALT32って
結構高めだけど
AST
ALT
32
肝機能
この数値が高いと
脂肪肝の可能性が
あるんだって！
肝臓
でっぷり
えーー!!
私 お酒そんなに
飲まないのに〜!?
こりゃ本格的に
ダイエットしないとだな
フム！
でも食べるの好きだし
どうやったら……
うーん…
聞こえますか〜〜
ダイエットには
〝にこたま〟
ですよ〜〜〜

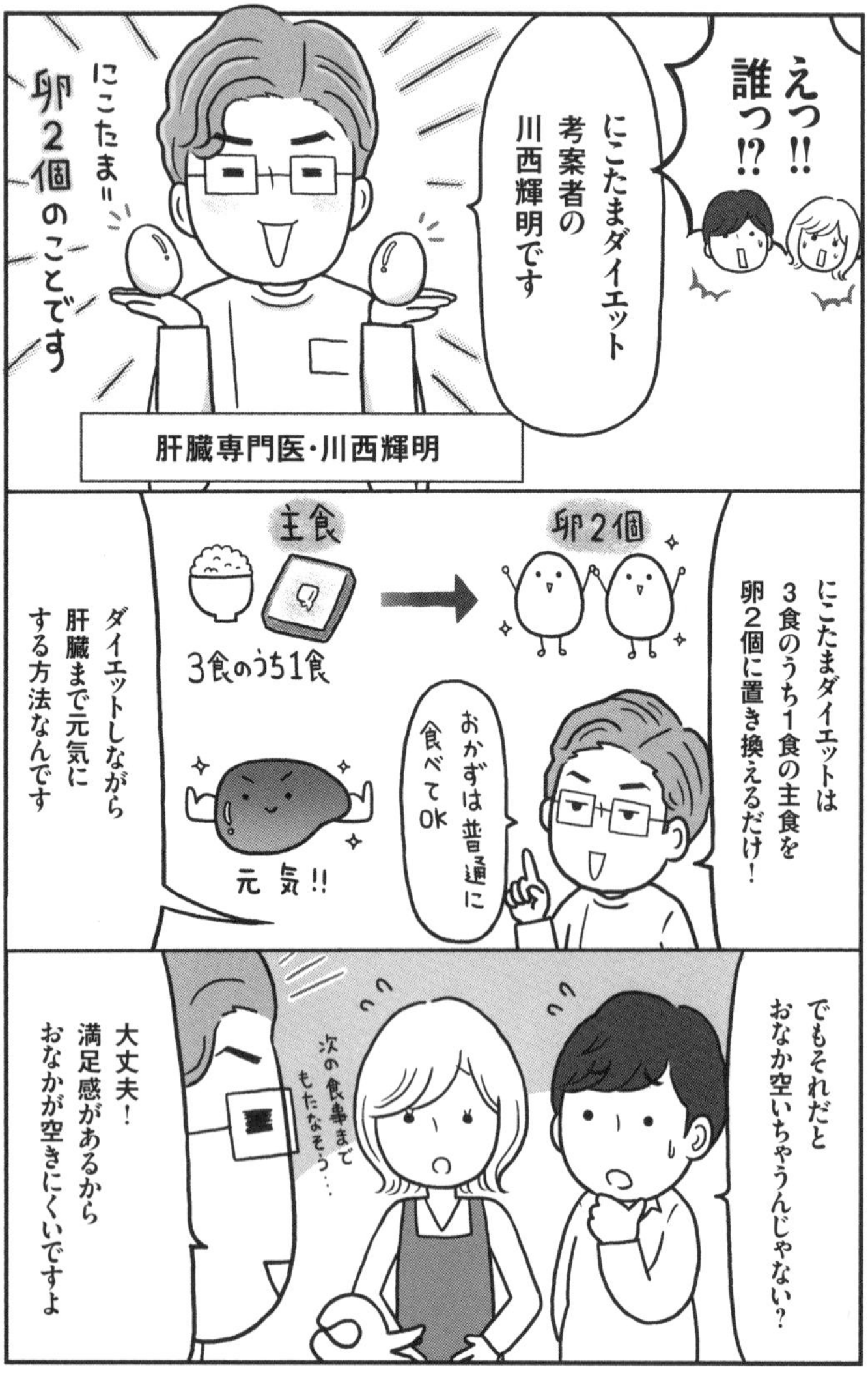
えっ!!
誰っ!?
にこたまダイエット考案者の川西輝明です
にこたま＝卵2個のことです
肝臓専門医・川西輝明
にこたまダイエットは3食のうち1食の主食を卵2個に置き換えるだけ!
主食
3食のうち1食
卵2個
おかずは普通に食べてOK
元気!!
ダイエットしながら肝臓まで元気にする方法なんです
でもそれだとおなか空いちゃうんじゃない?
次の食事までもたなそう…
大丈夫!
満足感があるからおなかが空きにくいですよ

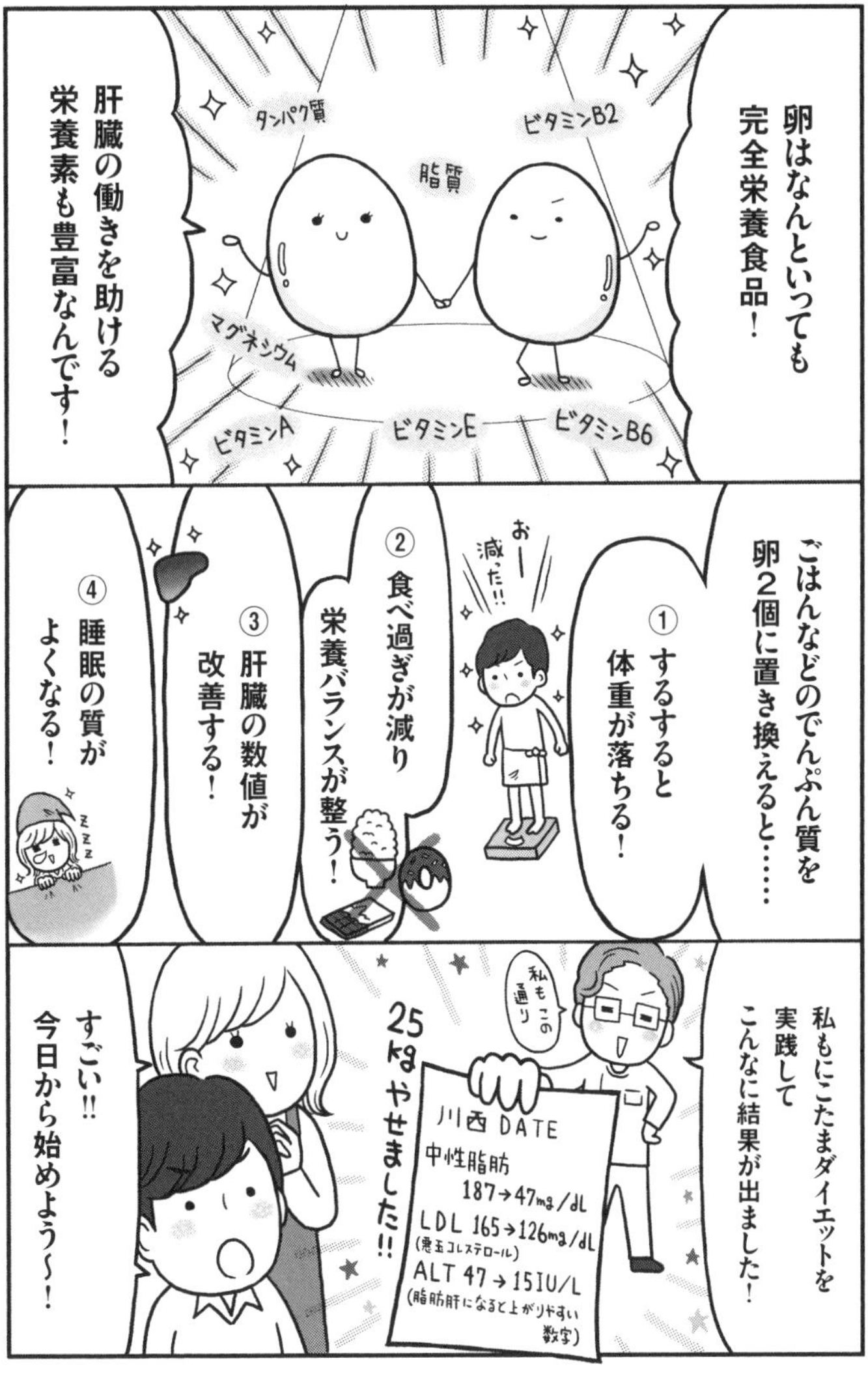

卵はなんといっても完全栄養食品！
タンパク質
脂質
ビタミンB2
マグネシウム
ビタミンA
ビタミンE
ビタミンB6
肝臓の働きを助ける栄養素も豊富なんです！
ごはんなどのでんぷん質を卵2個に置き換えると……
①するすると体重が落ちる！
おー減った!!
②食べ過ぎが減り栄養バランスが整う！
③肝臓の数値が改善する！
④睡眠の質がよくなる！
私もにこたまダイエットを実践してこんなに結果が出ました！
私もこの通り
25kgやせました!!
川西DATE
中性脂肪 187→47mg/dL
LDL 165→126mg/dL
(悪玉コレステロール)
ALT 47→15IU/L
(脂肪肝になると上がりやすい数字)
すごい!!今日から始めよう〜！

続けやすい5つの理由

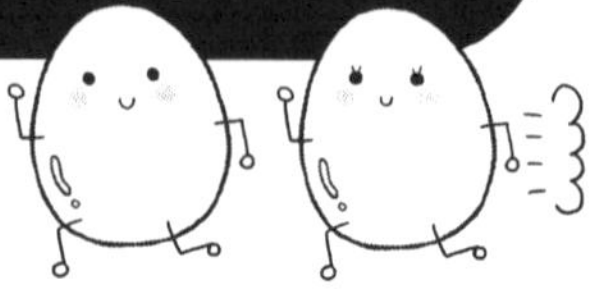

1 主食を卵2個に置き換えるだけ！と簡単

1日3食のうち1食のご飯、パン、麺類といった主食を、卵2個に置き換えればOK。難しいことや面倒なカロリー計算は不要です。

2 「食べてはダメ！」の厳しいルールは一切なし

ダイエットは継続が大事なので、厳しい禁止ルールは設けていません。ただ、やせスピードを上げるコツはいくつかあります。それは第2章で紹介します。

3 満腹感があり、空腹を感じにくい

卵を2個食べると、主食なしでも満腹になり、腹持ちが持続します。ダイエットの敵・空腹を感じにくいので、ガマンやイライラがなく続けられます。

4 卵はダイエット中不足しがちな栄養素も豊富！

卵は、ビタミンCと食物繊維以外の栄養素を含む「完全栄養食品」。ダイエット中、不足しがちなタンパク質や鉄分なども摂取できるので、健康を損ないません。

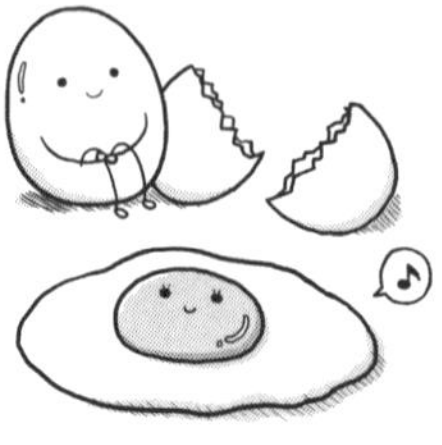

「にこたまダイエット」が

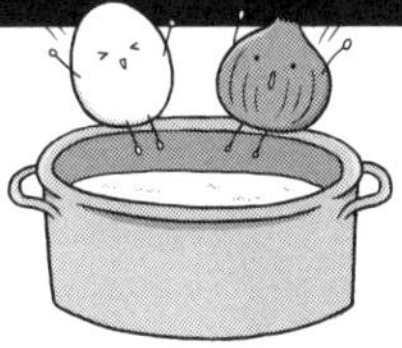

5 調理法のバリエーションが豊かなので飽きにくい

卵の調理法は、ゆでたり、焼いたり、蒸したり、炒めたりと、バリエーション豊か。調理法は特に問わないためメニューをいろいろ選べるから飽きにくいんです。

「にこたまダイエット」が向く人

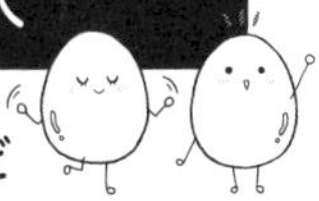

体重が標準体重よりも重い人

体重が適正体重より重い人に向いています。体の調子が整うので、適正体重の方は、体重が増えることもあります。なお、適正体重は(身長 m)^2 × 22 で求められます。

適正体重だけれど体脂肪が高めの人

ほぼ適正体重だけれど体脂肪が高い隠れ肥満の人、下腹部がぽっこり出ている人、加齢とともにやせにくさを感じている人にもおすすめです。

内臓脂肪やALTが高めの人

健康診断の血液検査で分かるALT(GPT)は、脂肪肝の人ほど高くなりやすい肝機能を表す数値。これが年々上がり、基準値(44IU/L)のボーダーに近づいている人。

健康診断の数値が気になる人

胴囲が、男性85cm、女性90cm以上で、高血圧・高血糖・脂質異常症のうち2つに該当する「メタボリックシンドローム」と診断された、あるいは一歩手前の人。

注意 特に持病もなく、健康的な方であれば「にこたまダイエット」を始めていただいてかまいませんが、持病や健康に不安がある方は、主治医の指示に従ってください。また、**卵アレルギー、家族性高コレステロール血症などでコレステロール値が高く、卵の摂取量に制限がある方は、このダイエットができません。**

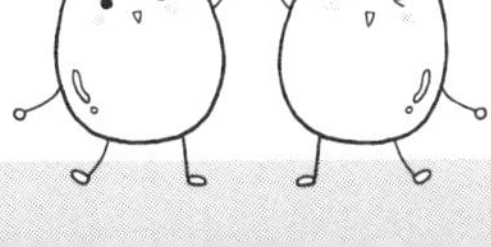

はじめに

――若い頃は大食漢の「食いしん坊キャラ」

「にこたまダイエット」は、肝臓専門医である私自身がさまざまなダイエットを繰り返す中でたどり着いた、「手軽にできて空腹感が少なく、継続しやすい」ダイエット法です。しかも基礎代謝量のカギを握る肝臓が元気になれるおまけつきです。

にこたまダイエットを始める前の私は、減量を迫られる体型でした。

もともと大食漢で、外食では大好きなご飯の大盛りはあたりまえ。果敢に大食いにチャレンジし、回転寿司30皿、餃子１４４個を食べた記録もあります。おなかがいっぱいにならないと食べた！という気がせず、周囲に「食べっぷりがいいね」なんてほめられると、得意気になっていたほどでした。いわゆる「食いしん坊キャラ」です。

アルコールはそれほど好きではなかったので、宴会の場を盛り上げるときに飲酒をするくらいでしたが、飲むと決めたときは豪快で、ビールをピッチャーからゴクゴク……。３ℓくらいは楽勝でした。

学生時代は、柔道やバレーボールで鍛えた筋肉質のがっちり体型で、体重は90～１００kgくらいでしたが、医学部の受験を機に運動をやめたところ体重が増加。

さらに医師の国家試験の際に体重が増加し、気づけば１２８kgほどになっていました。私の身長は１８８cmですから、ＢＭＩは36（肥満の判定指数。体重〈kg〉を身長〈m〉の2乗で割って算出。標準値は22）。これでは、あきらかに太り過ぎです。それでも若さもあり、20～30代の頃は目立った健康問題はありませんでした。

――食べ過ぎによる肥満……。ついに体が悲鳴を上げだす

肥満が、病気という形で牙をむき出したのが、40歳を過ぎてからです。

２００６年、まず現れたのが尿管結石です。尿管結石の石は自然に体外に排出されましたが、その数年後、尿管結石の検査の際に見つかっていた胆石が約５㎝に巨大化。胆石発作を起こしてしまい、腹腔鏡下手術により胆のうを摘出しました。そのほかにも、たびたび不整脈の心房細動が起こって苦しんだり、尿酸値も高く痛風発作にも悩まされていました。

実は、尿管結石の検査の際に脂肪肝も指摘されましたが、その当時は肝臓の数値が基準値内だったこともあり、放置していました。しかし、年を追うごとに肝機能の異常を示す数値は徐々に上昇。体型は依然肥満体型です。肝臓専門医として脂肪肝の患者さんに栄養指導をしていましたが、私自身が太っていて不健康だと、説得力がありません。

命の危険性を感じたこともあり、本気でダイエットに取り組み始めました。

ダイエットを開始するもガマンで面倒だと続かない

「やせなければ……」と思っても、これまでダイエットの経験がほとんどなく、どこから手をつけていいのかまるでわかりません。「食事を減らせば体重は減る」と頭では思っていても、もともと大食漢の私が、食事量を簡単に減らせるわけがありませんでした。

「バナナダイエット」や「トマトダイエット」のような「○○だけ食べるダイエット」では、禁止されている食材を食べてしまって挫折。肉断ちをしたり、野菜だけの食事にしたり、失敗の繰り返しばかり。とにかくガマンを強いる方法では続きません。

また、脂肪肝の患者さんへの食事は、糖尿病食と同じように一日の摂取カロリーを1200〜1400に抑えるのが教科書的な栄養指導です。自分もそれを実践しましたが、とてもじゃありませんが、空腹で耐えられませんでした。

ガマンを強いられたり、手間がかかったりするダイエットは挫折するというのも、幾度にも及ぶダイエットの中で私が学んだことです。

― 空腹感がなく、飽きずにできる「にこたま」を考案

大食漢の私が一番つらかったのは、ダイエットにおける空腹です。これをどうにかできないか、とたどり着いたのが、医師の嵜谷博征先生が提唱する「原始人ダイエット」から着想を得た、主食を卵2個と置き換える、「にこたまダイエット」です。

なお、私のクリニックでは、脂肪肝を改善する食事療法として患者さんに取り組んでもらうため「にこたま療法」と名付けていますが、この本では脂肪肝ではない一般の方に向けても解説していますので、「にこたまダイエット」としています。

「にこたまダイエット」を考えついたのは、最初こそは、「原始人食ダイエット」になぞらえて、主食（でんぷん質）を控え、鶏むね肉を中心とした食生活を送っていましたが、それに飽きてしまったこともあります。そこで鶏むね肉を卵2個に置き換えたのですが、卵のほうが肉や魚よりも毎日の食事に取り入れやすく、しかも空腹感がないことに驚きました。

「これなら続けられる」と自信を持ち、5年継続した結果、ピーク時は128kgあった私の体重は25kgも減少。それに伴うようにして血液検査の数値はすべて正常値になり、不整脈や痛風の症状が落ち着き、体がラクになりました。

「にこたまダイエット」を始めて6年になりますが、無理することなく現在も体重をキープできています。

―肝臓に溜まっている脂肪と同時に体重を落とす

近年増加傾向にあることから、注目されている肝臓疾患が「脂肪肝」です。これは肝細胞の5％以上に中性脂肪が溜まっている状態を指します。脂肪肝は中高年のお酒を飲む人に多いイメージですが、近年ではお酒を飲まない若い人に「非アルコール性肝脂肪」が増えています。これを招く大きな原因が、肥満です。

私のクリニックに、脂肪肝で来院された方はこれまでに1600人以上に及びます。その中の約1000人が3か月通院しながら「にこたまダイエット」を取り入れた結果、減量を成功させると同時にＡＬＴ（非アルコール性肝脂肪だと上がりやすい数値）の値を10以上減らすことができた方は4割。肝臓学会の推奨基準の30を切った方は約半分いらっしゃいます。

肥満が原因の非アルコール性脂肪肝の場合、体重の約7％を減量すれば脂肪肝を改善できるといわれています。脂肪肝は、放っておくとおよそ10年で、その1～2割が肝炎から肝硬変に、そして肝がんに移行することから、その前段階で手を打つことが大切です。

「加齢とともにやせにくくなった」、「肥満体型をなんとかしたい」方だけでなく、「健康診断の数値が気になりだした」方も、ぜひ「にこたまダイエット」を試してみてください。

川西医師の「にこたま療法」体験結果

2018年　2013年

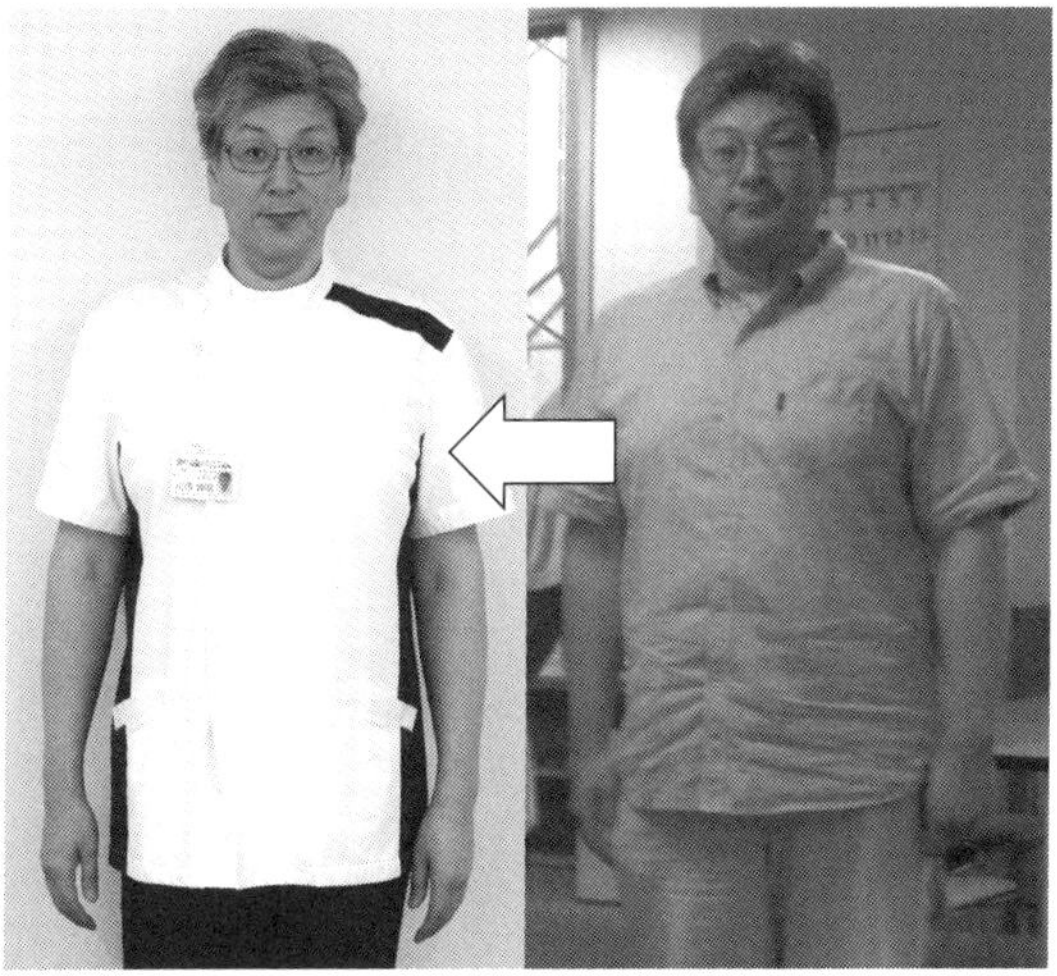

検査項目	基準値	2013年	2018年
AST(GOT)	7−38IU/L	32	19
ALT(GPT)	4−44IU/L	47	15
γ-GTP	男性80以下／女性30以下IU/L	89	46
中性脂肪	150未満mg/dℓ	187	47
LDLコレステロール	140未満mg/dℓ	165	126
血糖	110未満mg/dℓ	109	88

脂肪肝だと上がりやすいALTやγ（ガンマ）-GTPが基準値に改善。中性脂肪、LDL（悪玉）コレステロール、血糖の数値が下がっています。

肝機能まで同時に改善！

にこたま ダイエット体験談

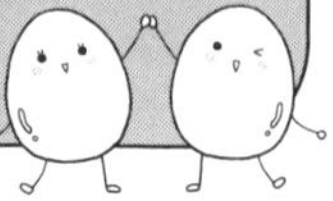

クリニックでは、脂肪肝改善の食事療法として指導している「にこたまダイエット」。取り組んでいただいた方の多くは、体重だけでなく、肝臓の脂肪を減らすことに成功しています。

※年齢は取材時。データは計測期間内で、最高値と最低値を掲載しています。

−18.8kg

約19kgの減量に成功！ 約２年半で健康体まで手に入れた

K・Sさん（45歳・男性・会社役員）

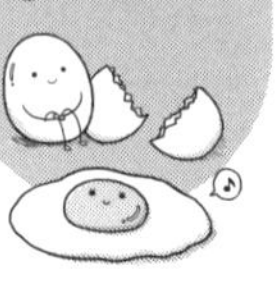

以前の私は、朝食抜きで仕事に行き、昼も食べずに過ごし、そのぶん夜はラーメン、餃子、ライスをたいらげる炭水化物中心の食生活。仕事の関係で甘いものもよく食べ、夜は会合で週に2回はお酒を飲む日々。気がついたら胴囲は１００㎝を超え、既製品の服は入らない状態でした。

会社の健康診断で「肝機能障害の疑い」を指摘されていたものの、忙しさもあり放置。ところが40歳を過ぎた頃、不整脈により緊急でカテーテル手術をすることに……。手術をきっかけに体を立て直そうと決意し、長年放置していた肝臓の治療のためクリニックに向かいました。

これまでも医師にダイエットをすすめられていましたが、川西医師が指導する「にこたまダイエット」はやり方が具体的。これならできそうと思いました。

最初こそは「卵だけ食べて大丈夫なのか」と半信半疑でしたが、２〜３か月で５kg近くやせ、継続で約19kgの減量に成功。鏡に映った自分がスリムになり、周囲にも驚かれます。心臓の手術をした循環器科の医師には「心臓は、もう大丈夫」とお墨付きをいただき、さらに肝臓の数値も改善。今は健康のありがたみを実感しています。

After　　　　Before

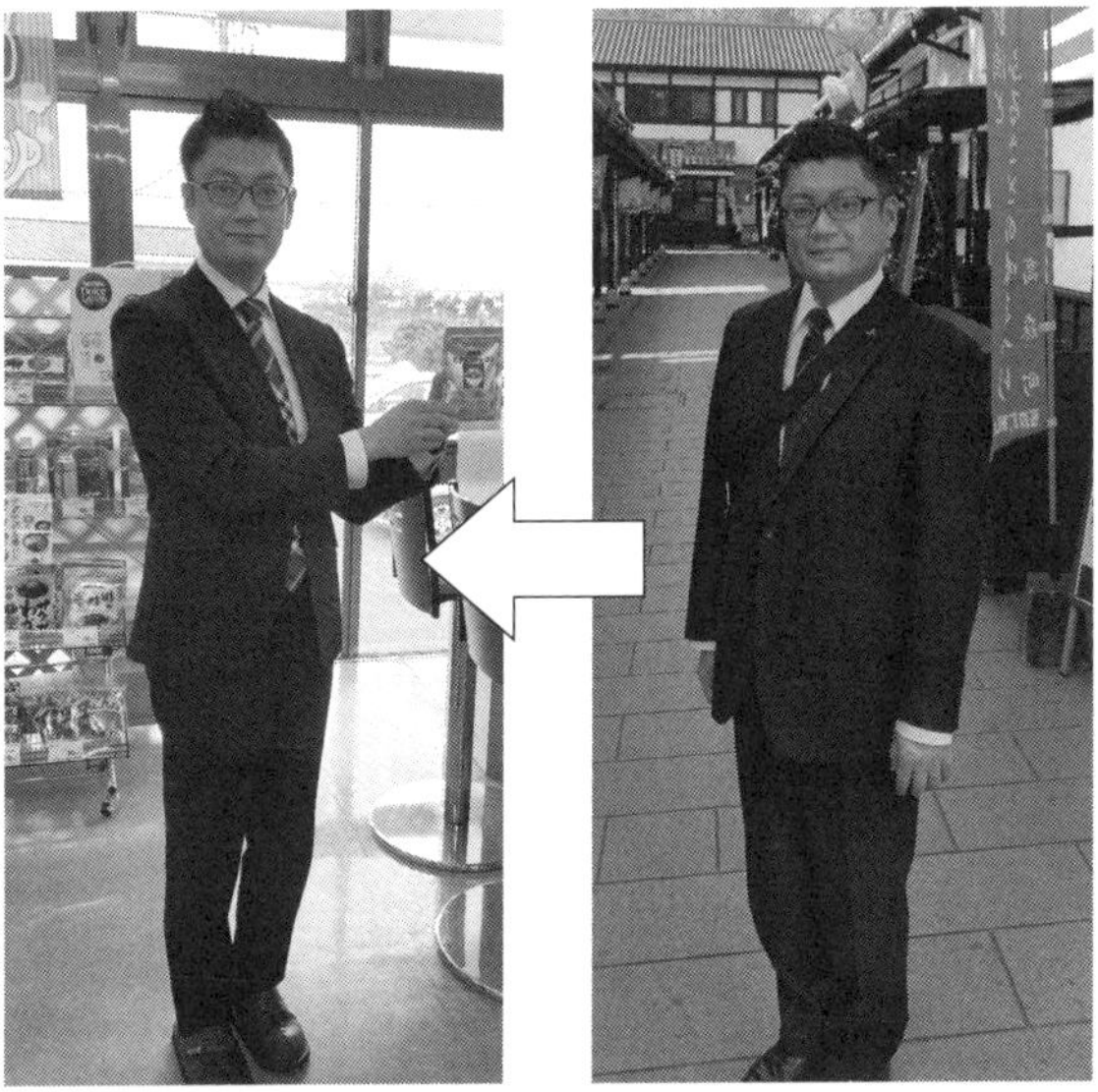

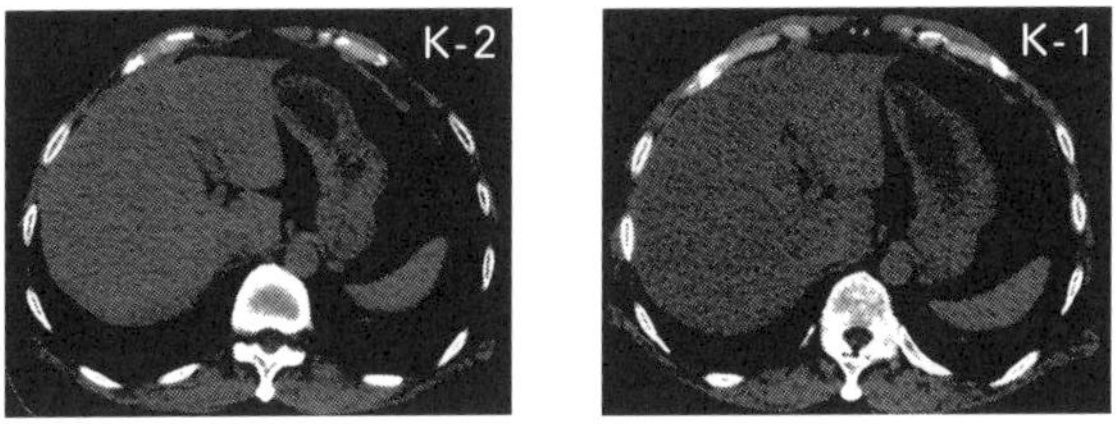

脂肪肝はCTでは黒く映ります。右の肝臓の左半分が、左の肝臓の左半分に比べて黒っぽいのがわかるでしょうか。これが脂肪が溜まった状態を示しています。ダイエットが成功して、左の写真は本来の肝臓の白味が出てきました。(川西)。

体重や肝機能の数値の変化			
体重	84.6kg→65.8kg	AST	53 →15
胴囲	105cm→86.4cm	ALT	149→23

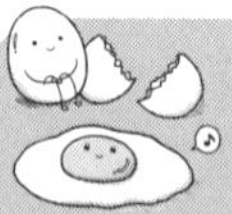

標準体重からさらに絞れて、輪郭がシャープに

−5.7 kg

T.T さん（40歳・男性・自営業）

体重や肝機能の数値の変化			
体重	65.9kg→60.2kg	ALT	128→16

メタボ健診の胴囲は基準値内、ほぼ標準体重でしたが、健康診断でＡＬＴが高く「脂肪肝の疑い」を指摘されて驚きました。仕事は自営業で、仕事も食事も時間が不規則。比較的ゆっくりできる夜に、ご飯を山盛り食べ、休日はほぼ外食。そんな食生活が影響したのかもしれません。

そこで取り組んだのが「にこたまダイエット」。卵はおいしいし満足度もあるので1週間で慣れました。

不規則な生活スタイルはそこまで変わっていませんが、でんぷん質を前より減らせたことで、フェイスラインやおなか周りがスッキリ。肝臓の数値が悪かったときは起床後に軽い吐き気がありましたが、今は体調も良好です。何より薬を飲まずして体を立て直せたことに驚いています。

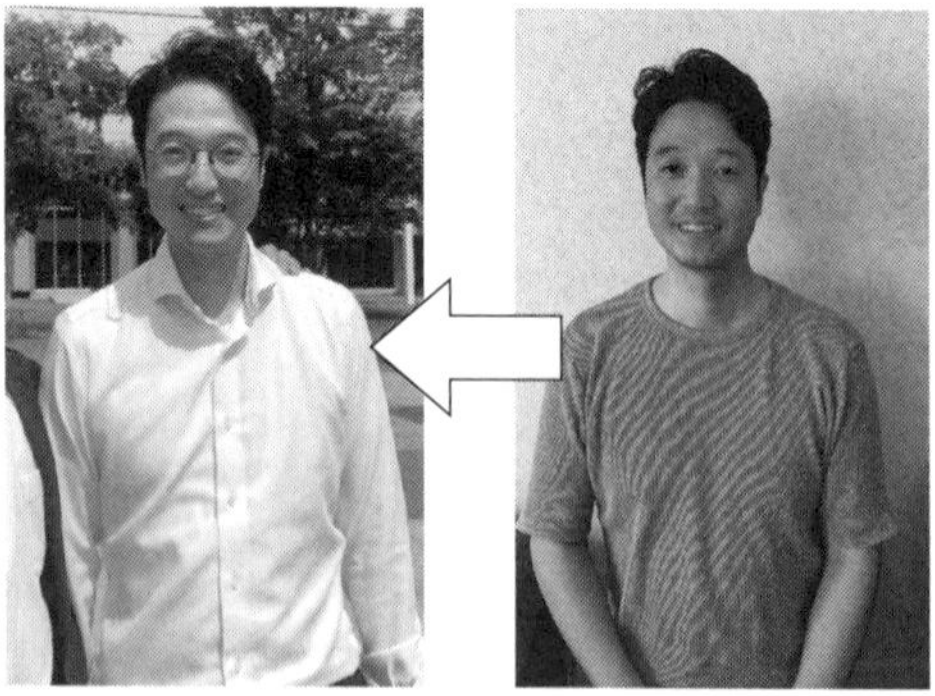

After　Before

顔周が小さくなり、全体的に引き締まりました。体が軽くなってラクに動けるようになりました。疲れにくくなったこともうれしい変化です。

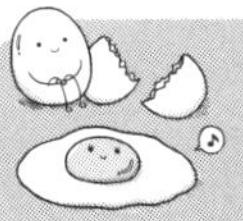

メタボ体型から卒業。体内年齢も若返った!

−6.0 kg

Y.S さん(62 歳・女性・事務)

体重や肝機能の数値の変化			
体重	63.0kg→57.0kg	ALT	100→20

お酒も甘いものもそれほど好きではありませんが、ご飯が大好きで朝からおかわりするくらい。B級グルメのようなジャンクフードが好きなのも影響したのでしょう。10年前の禁煙を機に少しずつ体重が増え始め、気がついたら10kg増加。同時に肝機能の数値も悪化し、病院では脂肪肝と脂質異常症を指摘され、ダイエットを迫られるようになりました。

これまでダイエットの経験がなく、またストイックな性格ではないので最初は「にこたまダイエット」ができるか不安でしたが、卵が好きなので苦になることなく継続。半年ほどで体重が落ちて、昔のジーンズが履けるように。体重計の体内年齢も65歳から59歳と若返り、毎日の計測が楽しみになっています。

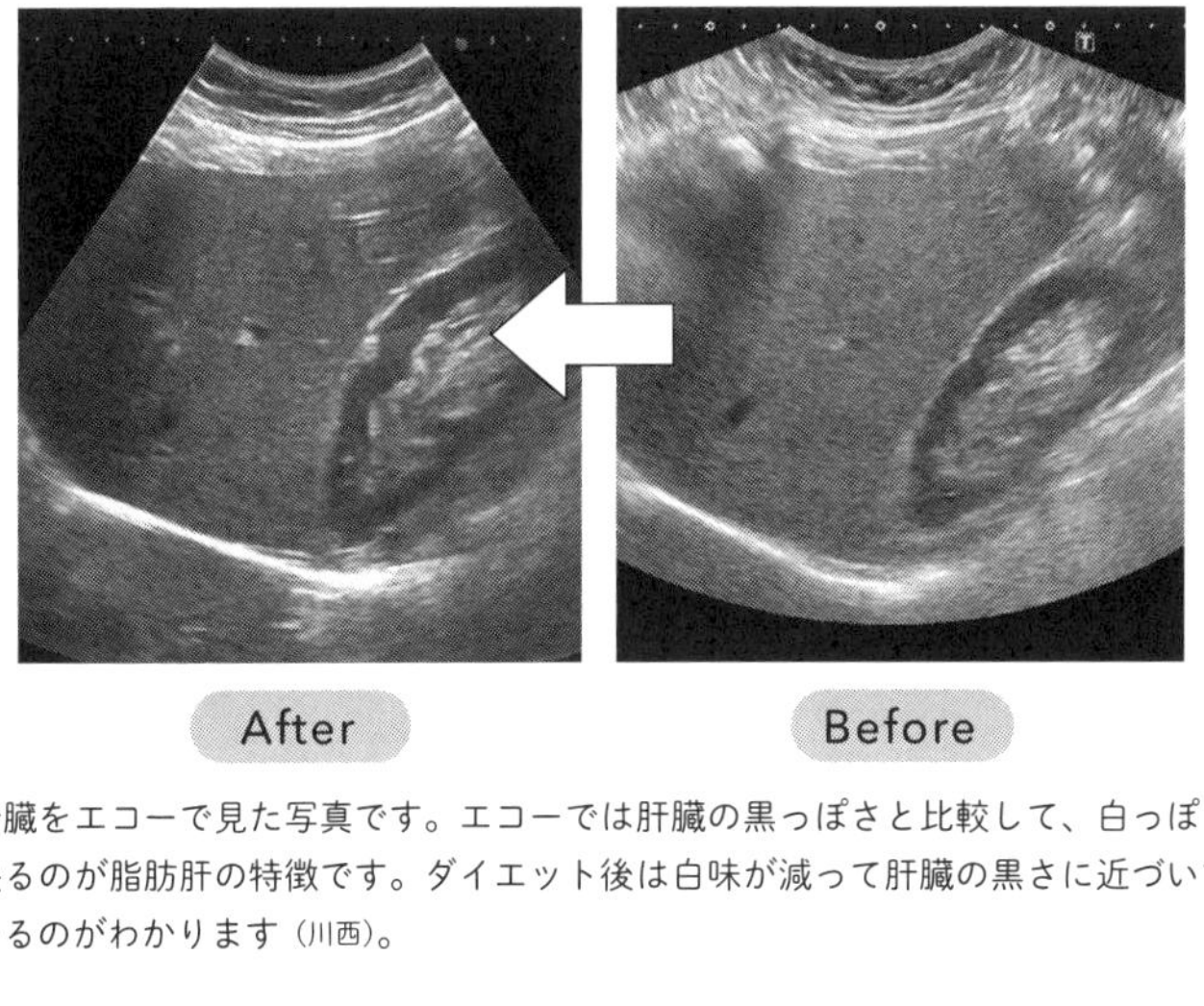

After　　Before

肝臓をエコーで見た写真です。エコーでは肝臓の黒っぽさと比較して、白っぽく映るのが脂肪肝の特徴です。ダイエット後は白味が減って肝臓の黒さに近づいているのがわかります(川西)。

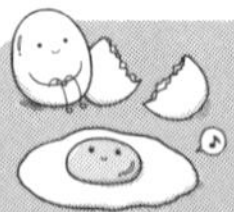

たった半年で肝臓だけでなく糖尿病の数値も改善

−3.1kg

O.H さん（64歳・女性・主婦）

体重や肝機能の数値の変化			
体重	55.6kg→52.5kg	γ-GTP	69→26

2年前に糖尿病と診断され、地元のクリニックに通院して食事療法を取り入れるも、肝臓の数値が変わらない不安から川西医師のクリニックへ。そこで脂肪肝と診断されました。

お酒は飲みませんが、ご飯も脂っこいおかずも好き。甘い物には目がないことも糖尿病や脂肪肝に影響していたと思います。私は、朝に「にこたまダイエット」を実践し、それ以外の食事も主食の量を徹底管理。おかげで糖尿病のリスクの指標となるHbA1cは7.8から5.8に。卵はコレステロールが心配であまり食べなかったのですが、卵を2個食べ始めてから体の調子がよく、甘い物への欲求が減少。脚や腕もほっそりしたことでダイエットに弾みがつき、今は毎日のジム通いが習慣です。

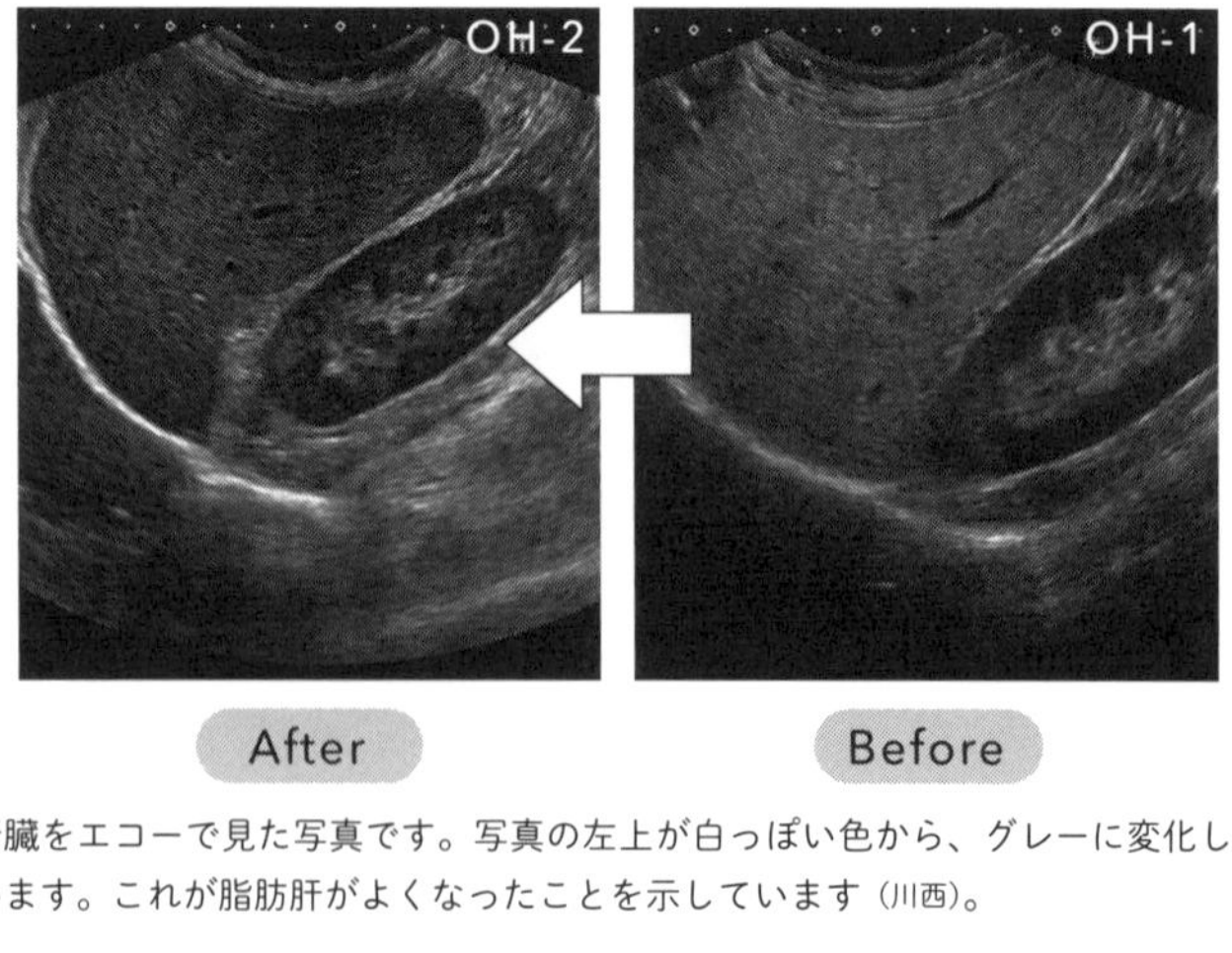

After　　Before

肝臓をエコーで見た写真です。写真の左上が白っぽい色から、グレーに変化しています。これが脂肪肝がよくなったことを示しています（川西）。

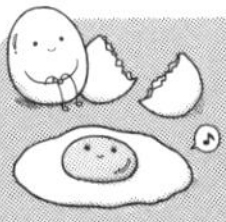

スーツが緩くなり、運動をするのが楽しくなりました

−8.0kg

F.Kさん（49歳・男性・会社員）

体重や肝機能の数値の変化			
体重	76.4kg→68.4kg	ALT	52→19

　21時と遅めに夕食をとり、そのまま寝る、という生活。子どもに合わせてアイスなどもよく食べ、そこに運動不足が加わり、おなかの周りには脂肪が……。2年前から脂肪肝の兆候があり、「にこたまダイエット」を始めました。自分は朝だけの実践ですが、それだけできつくなっていたスーツがラクに履けるように。代謝もよくなったみたいです。薬漬けになることなく健康体が手に入り、体が軽くなったのがうれしくて運動習慣が身につき、今はマラソン大会の出場が趣味のひとつになっています。

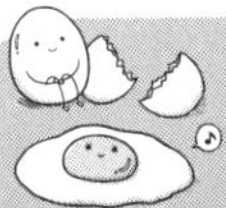

コロナを機に悪くなった数値が改善。だるさもとれた

−7.1kg

N.Nさん（52歳・女性・事務）

体重や肝機能の数値の変化			
体重	63.0kg→55.9kg	ALT	128→13

　仕事がシフト制で帰宅が遅く22時頃に夕飯。ご飯が好きで茶碗2杯を平らげる生活でした。そんな折コロナ禍になり、仕事がリモートワークに。ストレスや運動不足が重なり、体重が増加。健康診断では肝機能の悪さを指摘されるようになり、体のだるさを感じるようになっていました。

　主に朝と夜に「にこたまダイエット」を実践した結果、体重だけでなく、LDL（悪玉）コレステロールが175→116に減少し、元気に。食生活を変えるだけで数値がよくなったことに驚いています。

マンガ …… 4
「にこたまダイエット」が続けやすい5つの理由 …… 8
はじめに …… 10
● 肝機能まで同時に改善！
にこたまダイエット体験談 …… 18

第1章 ダイエット成功の肝は肝臓にあった！
肝機能をアップさせて効率よくやせる！

● やせにくくなったら肝機能の低下を疑うべき …… 30
日夜せっせと活動する、働き者の肝臓
● 肝臓はエネルギー代謝量が大きい臓器 …… 34
でんぷん質の過剰摂取は肝臓を疲れさせる
● 太っている人は、肝臓の数値が悪い傾向がある …… 41
肝機能の低下を招く脂肪肝
沈黙の臓器が出すシグナルを見逃さない
● 肝臓のために注目したい食材が、
完全栄養食品の「卵」！ …… 46
卵は栄養満点の手に入りやすいナチュラルフード
卵2個で1日のタンパク質の1/4〜1/5まかなえる
● 肝臓に必要なのはカロリーではなく栄養 …… 51
卵はアミノ酸スコアが100でムダがない
卵の良質の脂質は酸化しづらく、代謝アップに働く
卵でコレステロール値が上がる心配はない
● 「にこたま」でやせる秘密は
サーミック・イフェクト …… 58
タンパク質が多い食事は、消化にエネルギーを多く使う
卵2個で空腹を感じにくくなる

●「にこたま」は糖質制限とは異なる、
肝臓を考えたダイエット 63
●「にこたまダイエット」を始めると、見られる変化 66

第1章 COLUMN
卵の摂取が、脂肪肝のリスクを低減するという研究報告も 70

第2章
楽しく継続するためのポイントを解説！
にこたまダイエットのやせコツルール

●こんなに簡単！「にこたま」基本のやり方 72
3食のうち1食の主食を「卵2個」に置き換える
主食を主食を抜けばおかずは何でもOK
●楽しく、無理なく継続するための上手な卵の食べ方 76
卵は生よりも加熱して食べるのがおすすめ
調味料には神経質にならない
最初は1日1食からゆっくり慣らす
卵に入っていない栄養素は野菜スープなどで補う
エッグファーストで栄養を効率よく吸収し、血糖値上昇を防ぐ
●食べる量や回数に気をつければ、
ガマンはしなくてOK！ 84
好きなものは2割OKとし、ガマンをしない
満腹になるまで食べないことが重要
アルコールは週2日休肝日をとればOK
ジャガイモを食べるなら1日1食くらいにとどめる
●やせ効率を上げるために気にしたい食品 91
注意すべき食品・添加物の多い加工食品

注意すべき食品・トランス脂肪酸、安い油
注意すべき食品・人工甘味料や果糖ブドウ糖液糖
注意すべき食品・サプリメント

● **ダイエット中、挫折を招く「こんなときは？」** …… 98
やせにくくなったら少しの運動と空腹時間を設けてダイエットをブースト
最初は体重が減らなくてもあせらない
おなかが空いたらガマンしないで「追い玉」や納豆
口さみしいときには「ふたさじのハチミツ」
ご褒美スイーツは卵系をチョイス
ご飯を食べたくなったら「冷ご飯」

第2章COLUMN
卵と相性抜群！ 玉ねぎを使ったおすすめレシピ …… 106

第3章

栄養バランス抜群のスーパーフード！
知られざる卵の持つスゴいパワー

● **卵は、体に必要な栄養をほぼまかなえる「完全栄養食品」** …… 108
白身はタンパク質、黄身は良質な脂質の宝庫
肝臓の材料になるタンパク質を補うことができる

● **肝臓機能をバックアップする成分を含む卵** …… 112
黄身に含まれる「レシチン」が脂肪肝を予防
卵がアルコールの分解をバックアップ！

● **卵に含まれるＢＣＡＡが筋肉維持をサポート** …… 115

● **睡眠の質を向上し、イライラを抑える卵でムダな食欲をストップ** …… 117
卵で眠りの質を向上させ、太りにくい毎日へ
ダイエット中の敵・ストレスにも卵は強い味方

●卵が持つ、驚くべきダイエットサポートパワー……120
野菜と卵は名コンビ！　一緒に食べれば栄養素の吸収がアップ
卵は腹持ちがよく、満足感が高い食材
卵の摂取が少ないとメタボリスクが上昇する!?
卵は毎日食べても問題なし

第3章COLUMN
白身生まれの成分が内臓脂肪にアタック！……128

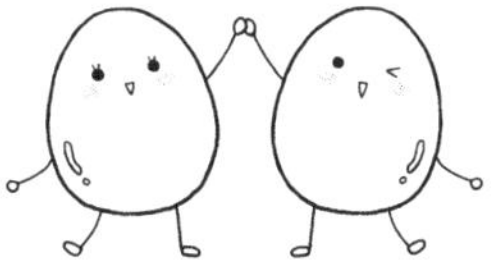

第4章
健康&美ボディを維持するために
知っておきたい肝臓のこと

●肝臓を弱らせる「食べ過ぎ」で脂肪肝は増えている……130
肝臓に脂肪が溜まる脂肪肝が増えている
現代人は食べ過ぎている
1日3食でなきゃダメ、という決まりはない
●太っている人は、満腹のストッパーが壊れている……135
●アルコールとの正しい付き合い方……137
飲み過ぎは肝臓に負担をかける行為
飲酒は食べ過ぎを招き、肥満の原因になる
肝臓が許容できる1日のアルコール摂取量
●肝臓に脂肪が溜まる脂肪肝とは……141
アルコールを飲まない人にも増えている脂肪肝
やせている人でも、脂肪肝のことも

● **健康診断で確認しておきたい肝機能の数値** 146
● **肥満になると、さまざまな病気のリスクが上昇する** 148
メタボに先にさまざまな病気が待っている
やせにくくなった、太ったら脂肪肝を疑う
肝臓をいたわる生活が太りにくい体をつくる
● **沈黙の臓器・肝臓は早めのケアがカギ** 152
再生能力の高い肝臓は、ケアした結果が表れやすい臓器
おわりに 156

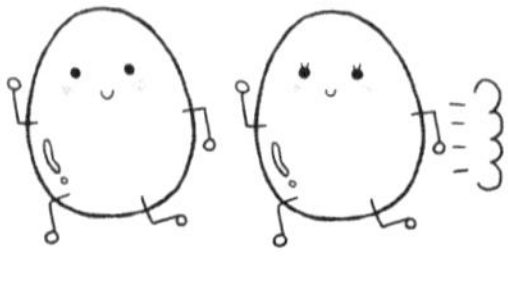

第1章

肝機能をアップさせて
効率よくやせる！

ダイエット
成功の肝《キモ》は
肝臓にあった！

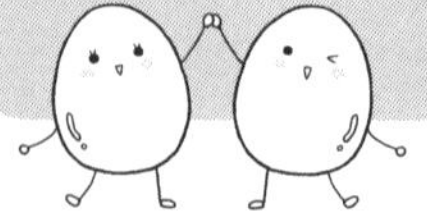

やせにくくなったら肝機能の低下を疑うべき

「食べたら食べたぶん、体重は増える気がする……」。

「おなか周りに脂肪がつきやすくなった……」。

「食事制限をしても、なかなか思うようにやせない……」。

年齢を重ねるごとに、やせづらさを感じている人は多いのではないでしょうか？

若いときは、食事を調整すれば体重を戻せたのに、今は戻らないどころか、太る一方……。そんな人は、肝臓の機能低下を疑ってみる必要があります。

日夜せっせと活動する、働き者の肝臓

まずは私たちの体の大切な臓器、肝臓について少し解説しましょう。

肝臓は「肝心要の臓器」です。胃の右側に位置しており、右側が大きく左側が小さい三角錐を横にしたような形をしています。

肝臓は、よく化学工場に例えられます。生命を維持する上で欠かせない機能や役割は多岐にわたり、簡単に挙げると以下のようなものです。

①代謝機能

肝臓の大きな働きが、食事から摂取した栄養素を分解・合成して、体の中で使われやすい状態にする「代謝機能」です。食事で摂った栄養素は胃腸で消化・吸収されたのち、肝臓の酵素によって体に使われやすいように変換されます。その重要な役割を担うのが肝臓なのです。

食事から摂取した糖を、グリコーゲン（ブドウ糖のかたまり）として貯蔵し、そして空腹になり、体の中の糖が足りなくなったら肝臓は貯蔵しているグリコーゲンをブドウ糖に替えて放出するのです（これを糖新生といいます）。

また、タンパク質は体内でアミノ酸に分解されますが、この**アミノ酸を体の中で使われやすい状態に再合成するのも肝臓。**さらに脂質やコレステロールの合成を促すのも肝臓の大きな役割です。

②解毒作用

肝臓は優れた解毒作用を持っています。体内に入ったアルコールや薬、添加物などの物質は体にとって不要なもの。つまり毒になりますが、それを分解し、毒性の低い物質に替え、尿や胆汁として排出する機能を持っています。

③胆汁をつくる

胆汁とは、肝細胞から胆管へ分泌される消化液のこと。肝臓の下あたりの「胆のう」に貯えられ濃縮されます。脂肪の消化に欠かせず、消化酵素の働きをサポートする役割があります。胆汁をつくるのも肝臓の働きが必要なのです。

④免疫機能

最近の研究で、肝臓には腸のように免疫細胞が多数存在することが判明。肝臓内に存在する「マクロファージ」が、組織内に入ってきた異物やウイルスを貪食《どんしょく》（取り込んで分解すること）することで、病気やがんを予防するとされています。

このように肝臓は体にとって欠かせない機能を持つ重要な臓器です。さらに細かく分けると、その機能は数百を超えるといわれています。

そんな肝臓は、数ある内臓の中でも大きく、体の中で幅を利かせています。

大きい臓器というと肺を思い浮かべますが、肺は空気で大きく膨らむため、中は意外に空っぽ。重量も小さいのです。

一方肝臓は、肝臓内におおよそ６００㎖の血液や数千億個の肝細胞が詰まっているためずっしりと重く、重量は体重の約50分の１。体重50kgの人なら１～１・５kgほどです。もちろんこの重さは、数ある臓器の中でナンバーワンを誇ります。

さらに**肝臓は、ほかの臓器にはない能力を持っています。それが再生能力です。**例えば、病気などで肝臓の一部を切除したとしても、おおよそ⅓残存すれば、数か月後には元の大きさにまで戻ります。まさに肝臓はミラクルな臓器なのです。
ほかの臓器にはない驚異のパワーを持つ肝臓ですが、寡黙で働き者という、なんとも健気な存在ともいえます。今もこうしている間に、肝臓は私たちの体を元気よく働かせるために、日夜絶え間なくせっせと働いてくれているのです。

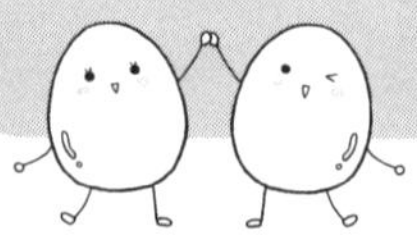

肝臓はエネルギー代謝量が大きい臓器

私たちの体は、寝ているだけでも、あらゆる臓器を動かしたり、体温を一定に保ったりするために、常にエネルギーを消費しています。この生命を維持するために使われる必要最小限のエネルギーのことを、「基礎代謝」といいます。

活動的でエネルギーに満ちている10～20代は、この基礎代謝は高い状態で維持されているため、多少食べ過ぎた日が続いても、簡単に太ることはありません。仮に太ったとしても、数日食事に気をつければ、体重は元に戻ります。

しかし、ミドル世代にさしかかると、運動習慣があり筋肉が十分に維持されている一部の方をのぞいては、ほとんどの方は基礎代謝量が落ち、20代の頃と同じ食事をするとたちまち体重は増加します。

「最近、太りやすくなった」と感じているのは、単純に加齢により基礎代謝量が下がって、思うようにエネルギーが消費できないからなのです。


なかには「20代の頃よりも、多くの量を食べられないし、脂っこいものも受け付けなくなっているから、摂取カロリー自体は減っているはず。なのに、太りやすくなっているのはなぜ？」と疑問に思う方もいるかもしれませんね。

単純な話ですが、摂取カロリーを減らしても、それ以上にエネルギー消費がされなければ、余ったカロリーは脂肪として蓄えられます。

つまり、摂取カロリーを減らしてもなかなかやせないという人は、自分が思う以上に基礎代謝量が落ちている可能性があるわけです。運動などでエネルギーを消費しない限り、脂肪は簡単には落ちません。

逆にいえば、基礎代謝量が若いときと同様に維持されていれば、寝ていても自然にエネルギーを消費してくれるため、太りにくく、やせやすい体になるのです。

そこで注目したいのが、臓器の中で横綱級の重量を持つ肝臓です。

■ 体の中で使われる基礎代謝量の割合

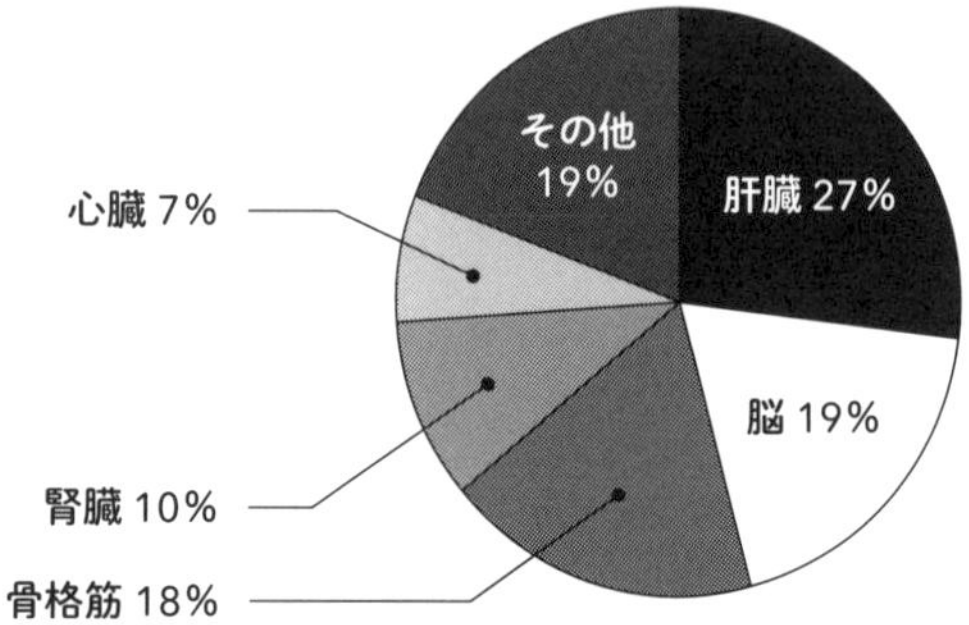

参照：FAO ／ WHO ／ UNU 合同特別専門委員会報告（1989 年）

このグラフは、体の中の代謝を担う場所と、その割合を現したものです。

基礎代謝量を最も消費するのが、肝臓です。

私たちの体を支える臓器はどれひとつ欠けてはなりませんが、**「肝心要の臓器」と呼ばれる肝臓はこれまで説明したようにその役割も大きく、またエネルギー代謝量においては数ある内臓の中でもダントツ。基礎代謝量は全体の1/4以上を占めており、エネルギー代謝量は臓器の中でも群を抜いています。**

脳は体の司令塔であり、ブドウ糖

を消費する〝食いしん坊〟として知られますが、代謝量は二番手。また、絶え間なく筋肉を働かせて血液を全身に送り出すために大忙しの心臓も、肝臓の代謝量にはかないません。これほどまでのエネルギー代謝量が大きい肝臓は、ダイエットにとって無視できない臓器といえるでしょう。

ひとたび肝臓の機能が落ちれば、ダイエット的にもマイナスです。ひるがえっていえば、肝臓が元気でエネルギー代謝量が十分にあれば、じっとしている間も絶え間なくエネルギーを燃やしてくれるので、ダイエットをバックアップしてくれます。

また、基礎代謝量を上げる方法としては、肝臓や脳の次にエネルギー消費量が多い骨格筋（骨についている筋肉）を鍛える方法も有効です。なぜなら加齢による基礎代謝の低下は筋肉の衰えが関係しているからです。

筋肉量は、何もしなければ20歳前後をピークに年々1％ずつ減少するとされるため、代謝アップの観点からだけでなく、年をとっても自分の足で歩ける体をつくる意味からも、筋肉を鍛えるのは大切なことといえます。

しかし、実際に体重が標準を大きく上回っている方であれば、体が重いまま無理をして運動をするとストレスになりかねません。運動のやり方次第では、ひざや腰などを痛めてしまう可能性もあります。事故なく運動を始める意味からも、そしてストレスをかけないためにも、食事の見直しで体重を少しずつ落としながら徐々に運動を始めたほうがスムーズにいくことが多いです。

その点、肝機能を上げることは、それほど難しいことではありません。肝機能を高める生活習慣は、実は簡単で、今日から取り組めます。

先に述べたように肝臓は再生能力が高い臓器。肝臓のダメージをケアし、肝臓が喜ぶことをしてあげれば、肝機能はたちまち向上します。

つまり、**効率のいいダイエットを目指すなら、肝機能を見直してみることが**、一番手っ取り早いといえるのです。

でんぷん質の過剰摂取は肝臓を疲れさせる

肝機能を高めるためには、肝臓を必要以上に働かせないことも大切です。

食事に含まれる三大栄養は、「炭水化物（糖質）」「脂質」「タンパク質」です。

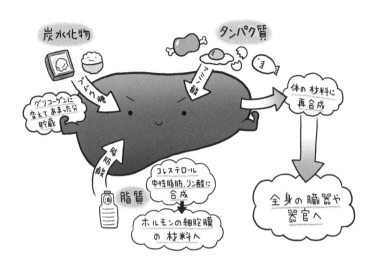

口から入った食べ物は、胃腸で消化・吸収され、このうち炭水化物はブドウ糖に、脂質は脂肪酸に、タンパク質はアミノ酸に分解されたのち、肝臓を通って体のあらゆるところでエネルギー源や体や細胞の材料となって使われます。

このうち、太り気味でやせにくくなった人ほど気をつけてほしいのがご飯やパン、麺類などの主食にあたる「でんぷん質」の摂り過ぎです。

でんぷん質は体内に入るとブドウ糖に分解。そこから血液にのって各組織でエネルギー源となって利用されますが、量が多いと問題です。

血液内に大量にブドウ糖が送り込まれると、血糖値が上昇します。すると体は、血糖値を下げるためにすい臓から「インスリン」というホルモンを分泌。ブドウ糖を肝臓や筋肉に「グリコーゲン」というブドウ糖のかたまりにして送り込み、血糖値を下げようとするのです。

しかし、肝臓や筋肉で使われず余った分は、中性脂肪として脂肪組織に蓄えられます。でんぷん質は、一度にたくさん食べられてしまうので、使われずに体内で余りがち。つまり、脂肪になりやすいのです。

「ダイエットの敵は素早く分解・吸収されるブドウ糖や果糖といった単糖類。でんぷん質は分解に時間がかかる多糖類だから、太りにくいのでは？」と思う人もいるかもしれません。確かに多糖類は吸収までに時間がかかります。しかし、それだけに肝臓を長い時間働かせて、疲れさせてしまうのです。

一方、単糖類にあたるブドウ糖や果糖は素早く吸収され、脳や筋肉のエネルギー源となって使われます。ジュースなどで多く摂らなければ、特に問題ありません。

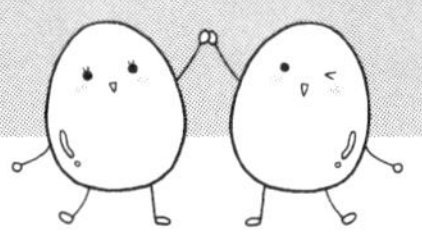

太っている人は、肝臓の数値が悪い傾向がある

ダイエットをスムーズにすすめるには、代謝に関わる肝臓が健康でなければなりません。では、具体的に肝臓が健康な状態とは、どういうことを指すのでしょうか？自分の肝臓の状態を把握するための指標となるのが、健康診断の血液検査で分かる、「ＡＳＴ」「ＡＬＴ」「γ－ＧＴＰ」です。

ＡＳＴとＡＬＴは、いずれも肝細胞に存在する酵素の一種。肝細胞が炎症を起こしたり、肝臓が壊れ始めたりすると血中で増加し、上昇する値です。この酵素は化学工場である肝臓の働きを助けるもので、この数値が高くなると、肝細胞が壊れ始めたサインになります。

そしてもうひとつが「γ－GTP」です。これは肝細胞や肝臓でつくられる胆汁に含まれるタンパク質を分解する酵素のこと。アルコール性肝障害や、胆石、胆道の圧迫など、肝臓や胆道の状態を判断する手掛かりになります。

「AST」「ALT」「γ－GTP」が基準値より高くなってくると、何かしら肝機能に異常がある、と判断されます。しかし、寡黙な働き者、「沈黙の臓器」である肝臓は、自身が疲れ果ててヘトヘトになっていても、なかなか根を上げないため、数値となって表れません。実は疲れているのに、自らの優れた再生能力で、数字を上げないように踏ん張ってくれているのです。

肝機能の低下を招く脂肪肝

肝機能の数字として出にくい肝疾患に、近年急激に増えている脂肪肝があります。

この脂肪肝とは、中性脂肪がたっぷり蓄えられた肝臓のこと。通常は5％以下に抑えられている中性脂肪が、5％以上も溜まった状態を指します。

脂肪肝というと、アルコールをよく飲む人に多い印象ですが、近年では**アルコールを飲まない人にも脂肪肝が増えている**のです。これを「非アルコール性脂肪肝」

といいます（P.146から詳しく解説します）。

フォアグラはアヒルやガチョウに過剰にエサを与えて、肝臓を肥大させたものですが、脂肪肝の人の肝臓はフォアグラと同じように脂肪で黄色っぽく、ぽってりと膨らんでいます。脂肪肝の一部は放っておけば、肝硬変、肝臓がんへと進行する怖いものです。しかし、初期のうちは全くと言っていいほど自覚症状はなく、また肝機能を示すＡＳＴ、ＡＬＴも異常値を示しません。病院で超音波検査（エコー）をしない限り、判明しないのです。それが沈黙の臓器である肝臓の怖いところです。

脂肪肝になる主な原因は、飲酒や食べ過ぎによる肥満です。

脂肪肝と診断される7割の方は肥満です。実際に私が肝臓の専門医として多くの患者さんを診てきた中でも、体重が標準よりも重い人ほど脂肪肝の可能性が高いことがはっきりしています。

今はまだＡＳＴやＡＬＴの数値に異常はなくても、ＢＭＩ値が25以上の肥満傾向のある人は、密かに脂肪肝が進行していると予測できます。また、標準体重内であっても内蔵脂肪が高いと指摘された方も脂肪肝の予備軍ですから要注意です。

沈黙の臓器が出すシグナルを見逃さない

肝臓は代謝・解毒が行われる化学工場であり、基礎代謝アップのカギを握るダイエットにとって無視できない臓器であることはこれまでもお伝えしてきた通りです。体に入ってきた栄養素をエネルギー源としてスムーズに代謝させるのにも、肝臓の元気がものをいいます。

肝臓は肝心要というように、悪くなれば死につながる臓器ですが、逆によい状態を保てれば、元気で健康に過ごせるようになるといえます。

なお、血液検査の数字が基準値内であっても、肝臓の元気がなくなってくると、こんな症状が見られます。

□体重が増えてきた（やせにくくなった）
□以前よりも疲れやすい
□よく眠れない
□イライラしやすい、怒りっぽい

このような症状がみられ、肥満気味の方は脂肪肝のリスクが高まっている、とも考えられます。

私自身、今よりも25kgも太っていて、脂肪肝で肝臓の数値が悪いときは気づきませんでしたが、やせてから思い返すと、体は常に重だるく疲れやすい状態が続いていました。

肝臓に負担をかけるのは、主に食べ過ぎやアルコールの摂取ですが、体の中に一度に処理するのが難しい量が入ってきても、おとなしい肝臓は黙々と処理作業を続けます。そして気が付いたときはヘトヘトになっているのです。

肝臓を元気にしていくためには、絶え間なく働く肝臓を休ませること。

具体的には、食事やアルコールの量を、肝臓に負担にならない程度にコントロールすること。そして、肝臓が喜ぶものを食べることです。

その方法が、「にこたまダイエット（以下、にこたま）」です。

「にこたま」を実践すると、脂肪肝がよくなり、肝機能の数値がめきめきとよくなります。つまり、代謝を司る肝臓を元気にすることで自然と代謝も上がり、若い頃のようにやせやすい体に近づくのです。

肝臓のためにも注目したい食材が、完全栄養食品の「卵」！

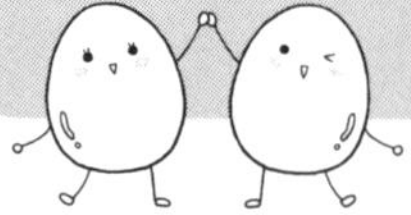

肝臓が喜ぶ食べ物と聞いて、真っ先に思い浮かべるものはなんでしょうか？　二日酔いにいいとされるシジミ？　それともレバーでしょうか？

私がおすすめしているのが、どこでも手に入りやすい卵です。

卵は身近な食材で、完全栄養食品としても知られています。

卵が完全栄養食品と呼ばれるのは、厚生労働省が定めた、「人が健康を保つために必要な1食分の栄養素」が卵にすべて含まれるからです。

私が卵に着目するきっかけになったのが、医師の﨑谷博征先生が提唱している「原始人食ダイエット」です。別名「パレオダイエット」とも呼ばれています。

この「原始人食ダイエット」とは、その日に食べる分だけの食料を狩猟・採集した原始時代の人に習った食材を食べることで余分な脂肪を落とし、人間本来が持つ健康的な体を手に入れるメソッドです。具体的には、ご飯・パン・麺類などのでんぷん質と呼ばれる主食の割合を抑え、その代わり良質な卵や肉、魚などのタンパク源や野菜を食べる、というダイエット法です。

原始人食ダイエットは、約２６０万年にも及ぶ人類の歴史から見ると、米や小麦といった穀物を育てて食べる農耕型の暮らしはわずか1万年ほどの歴史しかなく、その大きな変化に人間の体は適応しきれていない、という考えが根底にあります。さらに産業革命によりもたらされた文明が、ご飯やパン、麺類などが中心の高炭水化物食を推し進め、加えて便利な暮らしが運動不足を招いているというのです。

その結果、肥満を引き金とした脂質異常症や糖尿病、高血圧症などの生活習慣病、そして近年増えている脂肪肝の原因にもなっていると考えられています。

逆に言えば原始人に習った食材による食事こそが、体に合う「遺伝子適合食」であり、続けていれば健康的にダイエットができるというのが﨑谷先生の理論です。

卵は栄養満点の手に入りやすいナチュラルフード

﨑谷先生の「原始人食ダイエット」の理論は、私自身減量の必要を迫られて試行錯誤を続ける中で、ストンと腹に落ちる点がいくつかありました。

そのひとつが「体にとって必要な栄養を摂る」、という点です。

肝臓専門医として臨床の現場で長年働いている私から見て、脂肪肝の治療を要する患者さんは、カロリー過多な一方で、肝臓の材料になるタンパク質のような栄養が摂れていない人も多く、偏った食事をしている印象がありました。

そもそも**現代人のカロリーオーバーの食生活は、主食であるでんぷん類の摂取が多く、相対的にビタミン・ミネラルが不足**しています。それが糖尿病のリスクを高めるだけでなく、代謝の要となる肝臓への負担を大きくしているのでは？と、私は考えました。

その点、「にこたま」の主役となる卵は、ビタミンCと食物繊維以外の栄養素が1個の中に凝縮。日々再生を繰り返す肝臓そのものの材料となるタンパク質や、肝臓の働きを助けるビタミンやミネラルといった栄養素が詰まっています。しかも添加物を一切含まないナチュラルフードでありながら、価格も安価で手軽に食べられる便利な食材です。

完全栄養食品である卵を食べながら、食事量をきちんとコントロールしていけば、肝臓の元気が取り戻せるかもしれない、と私は考えたのです。

実は、私自身も原始人食ダイエットに取り組んでいます。初めのころは、鶏むね肉を中心にした食生活でした。しかし、鶏むね肉ばかり食べ続けていると、さすがに飽きます。

そこで思いついたのが卵です。卵はゆでるだけでもおいしく食べられ、炒めたり、蒸したり調理法も豊富。和洋中とバリエーションもつけやすく、何より肉よりも安価なので、続けやすいと考えました。

セミナーなどを通して交流していた﨑谷先生に確認をすると「卵もいい食材」と聞き、自分の選択に自信が持てました。私自身、鶏むね肉から卵にシフトしたことで、ダイエットもスムーズに続けられるようになり、やがて25kgの減量を叶えることができたのです。

卵2個で1日のタンパク質の¼〜⅕まかなえる

日々、生まれ変わる肝臓の材料になるのは、なんといってもタンパク質です。卵1個の重さはMサイズで約50g。2個(100g)食べれば、タンパク質は11・3g。つまり厚生労働省が示す1日のタンパク質の推奨摂取量の¼〜⅕をまかなえる計算です。

近年、よく指摘されているのが、「現代型栄養失調」です。これは主に糖質や脂質に偏った栄養素不足の食事のこと。とりわけ現代人の摂取不足が指摘されているのが、タンパク質やビタミン、ミネラルです。

栄養が足りていないような炭水化物に偏った食事をしていると、血糖値が乱高下《らんこうげ》しやすくなり、おなかが空いていないのに食べ物を欲するようになります。

炭水化物と脂質ばかりのラーメン、パスタ、菓子パンのようなでんぷん質(炭水化物)と脂質過多のバランスの悪い食事がそれにあたります。

三大栄養素のうち肝臓の材料になるのが、タンパク質です。でんぷん質と卵を比べたら、栄養価では圧倒的に卵に軍配が上がります。

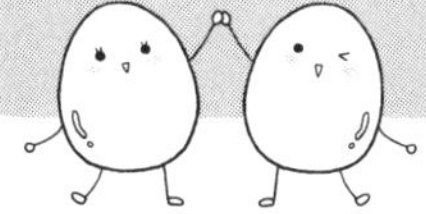

肝臓に必要なのはカロリーではなく栄養

これは私の感覚ですが、「にこたま」を実践してきた中で、**１食におけるベストな卵の量は２個**。卵１個でも満足感はあるのですが、１個だと栄養が肝臓に届く前に、ほかの臓器や筋肉で消費されてしまうイメージがあります。

その点、卵２個は１個に比べると、満足感が違います。肝臓に届いている感覚があるようで、「にこたま」を実践中の患者さんも、２個食べた方に効果が出やすく、次々と肝臓の数値が改善。同時にダイエットにも成功しています。

なお、卵２個は約１００ｇで１４２ｋｃａｌ。このカロリーは、茶碗１杯のご飯よりも低い数値です。患者さんの中にはカロリーを気にする方もいるのですが、卵のカロリーはそれほど気にしなくてもいいと思います。「にこたま」では、おかずは今まで通り召し上がっていただきます（ただし、おかずを食べ過ぎてしまえば、カロリー過多になるので、その点は注意が必要です）。

カロリー理論でいえば、基礎代謝や運動で消費する消費カロリーより、摂取カロリーが少なければ、基本は太らないとされています。しかし、それはあくまでカロリーだけにフォーカスした話です。

例えば、摂取カロリーが消費カロリー以下であっても、摂取カロリーとなる食材の内容がでんぷん質に偏っていたらどうでしょう？　タンパク質は、筋肉や臓器、骨などの体の材料となり、さまざまな代謝機能に関与します。タンパク質が不足していたら、仮にやせることはできても、健康的な体は維持しづらくなります。私たちの体にある細胞は日々再生を繰り返していますが、タンパク質を取らなければ肝臓や筋肉が合成できず、疲れやすく、やせにくい体が出来上がってしまいます。

そこがカロリー計算の落とし穴なのです。

体、ひいては肝臓に必要なのはカロリーよりも栄養です。栄養があれば少量で満足感が得られますし、必要以上にカロリーを摂取することが減るため、太りにくくなると考えられます。つまり、ダイエットでは何を食べるか、がとても重要な要素なのです。

卵はアミノ酸スコアが１００でムダがない

卵に含まれるタンパク質は、20種類からあるアミノ酸で構成されています。その中の9種類は必須アミノ酸と呼ばれ、体の中では合成できないため食べ物から摂取する必要があります。その点、卵の「アミノ酸スコア」は１００です。

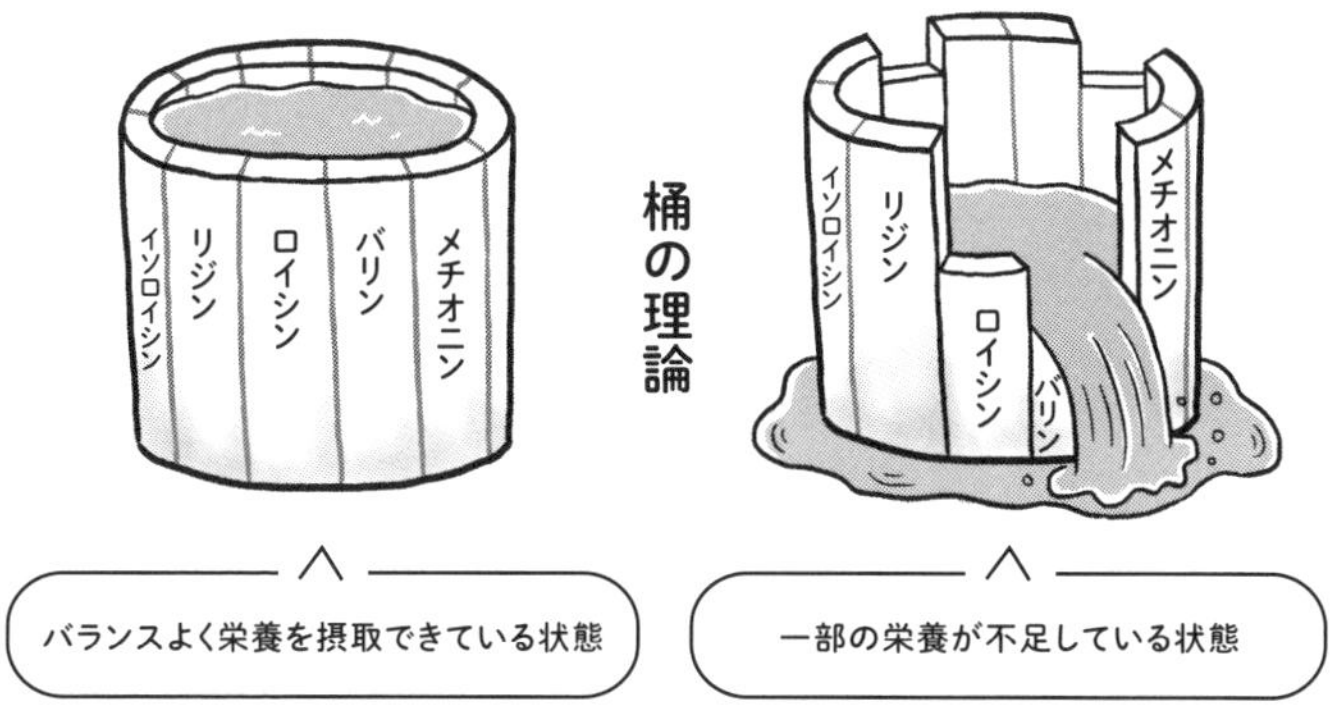

必須アミノ酸は、バリン、ロイシン、イソロイシン、メチオニン、リジン、フェニルアラニン、トリプトファン、スレオニン、ヒスチジンの９つ。よく桶の理論で語られように、必須アミノ酸がひとつでも欠けるとタンパク質が効率よく構成されません。つまり、タンパク質を摂るときはアミノ酸のバランスのよさが重要なのです。

アミノ酸スコアの数値が高いほど、摂取したタンパク質が体内でムダなく活用できますから、良質なタンパク質を含む卵は、まさにパーフェクトな食材なのです。

また、摂取したタンパク質が、どれだけ消化・吸収され、体内で使われるかを示す「タンパク質利用効率（Net Protein Utilization）」は、卵はトップレベル。牛乳や牛肉、魚に比べても利用効率が高いので、無駄がないといわれています。その上、卵は肝臓が喜ぶ亜鉛などのミネラル、脂質や糖質代謝に欠かせないビタミンB群も豊富です。

卵の良質の脂質は酸化しづらく、代謝アップに働く

脂質は細胞膜やホルモンをつくる際に欠かせないものです。

そして卵の黄身は、飽和脂肪酸、不飽和脂肪酸をバランスよく含んでいます。オレイン酸、レシチン（リン脂質）などの良質な脂質も豊富です。しかも卵には、これらの脂質の酸化を防ぐビタミンEも含まれています。酸化した油は、体のサビ＝老化物質の過酸化脂質をつくる原因になるため、アンチエイジングの観点からも酸化をしないような、良質の脂質を摂っていくことが大切です。

さらに、卵の良質の脂質は、私たちの体のあらゆる細胞に存在する「ミトコンドリア」の細胞膜の材料になると考えられています。このミトコンドリアは糖や脂肪を燃やす発電所。ダイエット的にも見逃せないものです。

この「ミトコンドリア」は、摂取エネルギーが不足したり、空腹になったり、寒い場所にいると働きが活発化します。**「にこたま」ででんぷん質の摂取量を減らし、腹7分目を維持して空腹時間を意識的につくるようにすると、ミトコンドリアもエネルギー消費を応援してくれる**と考えられます。

また、ミトコンドリアの膜自体は、細胞膜と同じで油の粒でできているため、良質な脂質を摂ることはミトコンドリアのレセプター（受容体）のスイッチをスムーズにＯＮするために必要なことと考えられます。

ダイエットの際、脂質は悪者になりがちですが、摂るなら卵のような良質な油を選びたいものです。

卵でコレステロール値が上がる心配はない

患者さんに「にこたま」をすすめると「卵を食べると、コレステロール値が高くならないですか？」と質問されることがあります。

昔は、卵を食べ過ぎるとコレステロール値が上がり、それにより動脈硬化といった血管障害が進むと考えられていました。現在では、その考えは否定されていて、むしろ栄養価的にも摂った方がいい食品として見直されています。

そもそも**卵に含まれるコレステロールと、血中のコレステロールは、イコールではありません**。ですから卵を食べたからといって、それがそのまま血中にあふれだし、悪さをするわけではありません。

現に、卵を食べると血中のコレステロール値が上がって、動脈硬化になるという因果関係を証明するものは、存在していません。そのため、現在、厚生労働省の「日本人の食事摂取基準」では、コレステロールの上限が撤廃されました。

また、卵はコレステロール値を上げるとされる飽和脂肪酸の一種「ミリスチン酸」をほとんど含まないため、「にこたま」では提唱している1食につき卵2個ぐらいであれば、それほど気にしなくても問題ありません。私のクリニックでも、3

食×2個＝1日6個くらいなら肝機能の数値がいい方向に行く例もありました。

ただし、LDL（悪玉）コレステロール値が高い人、家族性高コレステロール血症の人は、脂質異常症の重症化予防の意味からも1日あたり200㎎に抑えることが望ましいとされています。なお200㎎は卵1個に含まれるコレステロール量に相当しますので、その点は注意が必要です。


これまでなにかと悪者にされてきたコレステロールですが、コレステロールは脂質の一種で、細胞膜やホルモンの材料や、脂肪の消化・吸収を助ける胆汁の原料になる、体にとって欠かせないものです。

コレステロールが不足するほうが体にとってよくありません。**コレステロール値を下げ過ぎてしまうと、免疫系の細胞膜の働きが弱くなり、がんができやすくなる**とする論文もあるくらいです。

仮に卵を食べてコレステロールを摂り過ぎたとしても肝臓が元気になれば、血中のコレステロール値が高くなり過ぎないように肝臓がコントロールしてくれます。

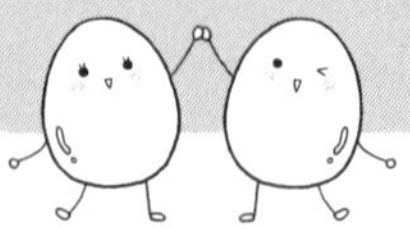

「にこたま」でやせる秘密は サーミック・イフェクト

「にこたま」でなぜやせるのでしょう?

その秘密を解くカギは、「サーミック・イフェクト」といわれる第3のエネルギー消費にあると考えています。私たちが食事で摂ったエネルギー(摂取カロリー)の使い道は、大きく3つに分けられます。

まず、ひとつ目がこの章の始めで説明した「基礎代謝」です。

これは生命維持のために使われる最低限必要なエネルギーで、もっとも大量に消費されます。睡眠中であっても、安静にしているときでも、呼吸、消化・吸収などによって絶え間なく消費されるエネルギーです。基礎代謝量の割合を大きく占めているのが、肝臓であることはこれまでに説明してきた通りです。

そして、2つめが運動による「活動代謝」です。これは、日常動作や運動で体を動かしたときに消費されるエネルギーのこと。肉体労働の人やハードなスポーツをする人が多くのエネルギーを消費するように、体を動かす頻度や運動量、運動の強度によって左右されるエネルギーです。

最後の3つめが「サーミック・イフェクト／Thermic effect」です。直訳すると「熱効果」で、「食事誘発性熱産生（DIT）」ともいわれます。

これは、食べ物の消化や代謝の際に使われるエネルギーのこと。﨑谷先生の原始人食ダイエットに習った「にこたま」も、このサーミック・イフェクトがしっかり働くと考えられるのです。

このサーミック・イフェクトは、吸収されるエネルギー量に着目した考え方のため、一般的なダイエットの摂取カロリーと消費カロリーの足し算、引き算とは考え方が異なります。もう少し詳しく解説しましょう。

タンパク質が多い食事は、消化にエネルギーを多く使う

食事で摂取した栄養が体内に消化・吸収・分解される際にエネルギーが消費されます。食後、体が温まるのは、消化・吸収・分解といった代謝活動が活発になるからですが、このときに必要となるエネルギーは栄養素によって大きく異なっています。

体のエネルギー源となる三大栄養素には、卵に代表される「タンパク質」のほか、でんぷん質のような「炭水化物（糖質）」、そして「脂質」がありますが、このうちもっともサーミック・イフェクトが高いのがタンパク質です。炭水化物と脂質の2〜3倍はあるとされています。

例えば、でんぷん質であるご飯を100摂取した場合、ご飯は100近く体に吸収されます。

それに対して、**タンパク質や脂質を含む卵は、消化・吸収・分解する際にエネルギーを20使ってしまうため100摂取しても80しか吸収されません。**つまり、そ

の差のぶんだけ代謝されてしまうのでやせる、と考えられるのです。

この考えでいうと、例えばご飯１００g（子ども用の茶碗1杯程度）と卵2個（１００g）のカロリーはほぼ同じで、約１４０～１５６kcalほどですが、カロリーとしてそのまま体に吸収されやすいのは前者となります。

タンパク質が多い卵は、体や肝臓の材料として利用されます。また、ダイエット中、不足しがちな鉄分などのミネラルを補える点から見ても、卵に軍配が上がると言えるでしょう。

卵2個で空腹を感じにくくなる

卵を2個食べると、意外と腹持ちがよく満腹感があります。ご飯のほうがたっぷり食べられて、お腹が膨らむ気がしますが、腹持ちの点からいうとタンパク質を含む卵のほうが上です。

卵に多く含まれるタンパク質は、でんぷん質（炭水化物）や脂質に比べて満腹中枢を刺激する作用が強く、そのため満腹感が得やすいため、ムダに食べるのを抑えられます（卵の満腹感に関してはP.１２２から詳しく解説します）。

また、**タンパク質は血糖値を下げるインスリンの働きを高め、血糖値を安定させるため、空腹を感じにくくさせる効果もある**のです。

強い空腹感の主な原因は、血糖値の急降下です。

糖質を一度にたくさん摂ると上昇した血糖値を下げようと、すい臓からインスリンという物質がたくさん分泌され、その結果、血糖値の急降下が起こり、空腹を感じやすくなります。

ほかにも、インスリンの量が減少したり、インスリンが十分分泌されているのに何らかの原因で「効き」が悪くなったりすると（これをインスリン抵抗性といいます）、ニセの空腹感が発生して、空腹を強く感じます。

こうした空腹の原因となる血糖値の乱高下をさせない点でも、選びたいのはでんぷん質を含むご飯やパン、麺類ではなくて卵。満足感があるので、ガマンせずに食べ過ぎを防ぐことができ、ダイエットが成功しやすいのです。

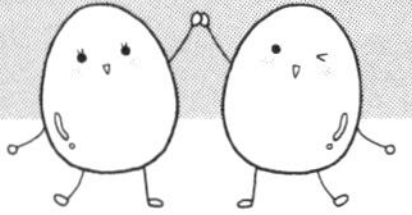

「にこたま」は糖質制限とは異なる、肝臓を考えたダイエット

「にこたま」は、原始人食ダイエットをベースにしています。やり方を簡単に言えば、1食あたり卵を2個食べ、その代わりご飯・パン・麺類などの主食といったでんぷん質を控えます。

ここまで聞くと「よく耳にする糖質制限と同じなのでは？」と思われるかもしれません。確かに糖質の摂取量を抑える、という点では同じなのですが、「にこたま」は、基本的に穀物を減らすことが目的ではなく、栄養バランスが整った食事で肝機能を健康的な状態に近づけていくことを主眼としています。

必須アミノ酸をバランスよく含み、体をつくるタンパク質や良質の油（脂）を含む卵は栄養の宝庫であり、まさに体が喜ぶ天然のサプリメント。壊れかけて代謝機能が低下した肝臓という化学工場を立て直す材料になります。

肝機能を元気にする意味からも、血糖値を上げ肝臓やすい臓を疲弊させるでんぷん質を、卵2個に置き換え。肝臓を休ませながら、せっせと肝臓の材料を送り込み、補修する考え方です。そのため摂取量が多くなりやすいでんぷん質は、あくまで「控える」ものになります。

また、ダイエットは続けることに意味があるので、例えば一般的な糖質制限では禁止されている糖質を含む調味料、果糖を含むくだものを食べることを私は否定していません。**糖質（炭水化物）のうち、ブドウ糖や果糖のような単糖類は、素早くエネルギー源になるため、常識内の量であれば神経質にならなくても大丈夫。**いも類も少量であれば、食物繊維やビタミンCも摂取できるので問題ありません。

一般的な糖質制限食は諸説ありますが、1食あたりの糖質摂取量の目安は20g以下のようです。これはご飯に換算すると茶碗½杯弱くらいです。

一方、「にこたま」は、１日あたりの総エネルギーのうち望ましいでんぷん質の割合はそれほど厳しくありません。１日３食のうち基本的に２食は軽くご飯茶碗１杯のでんぷん質を摂っていいことにしています。これはガマンによるストレスが最もよくないと思っているからです。ですから、どうしても食べたいものがあったら食べても問題なし。

ただし、食べるときはできればそのときは体が遺伝子レベルで求めるような良質なものを選ぶようにするのも、ダイエットをスムーズに進めるポイントです。

次の第２章で、詳しいやり方は説明しますが、「にこたま」で肝臓機能が整ったあとは、昔から体が喜ぶとされている「まごわやさしいこ（豆類／ごまなどの種実類／わかめなどの海藻類／野菜／魚介類／しいたけなどのきのこ類／イモ類／米などの穀物）」の食事でもあってもかまいません。

「にこたま」は、適正体重に導きながら疲れ気味の肝臓を修復し、健康的な食生活に戻る足がかりとなる、ひとつの方法なのです。

「にこたまダイエット」を始めると、見られる変化

1日1〜2食のでんぷん質（ご飯・パン・麺類などの主食）を卵2個＝「にこたま」に置き換えるダイエット。続けているとこんなうれしい変化が現れます。

① するすると体重が減ってくる

体重の減り方は個人差があるので一概に言えませんが、平均すると3〜4か月で3〜5kg体重が落ちます。早い人では1か月で5kg減ったケースも。

「にこたま」は、ただ体重を落とすだけではありません。

必要な栄養を摂りながら行うダイエットなので、健康的なやせ方になります。極

端なカロリー制限のダイエットでは、タンパク質やビタミン、ミネラル不足に。

また、ダイエットを頑張り過ぎる人ほど、タンパク質の摂取量が足りず、それにより筋肉量低下を招き、代謝を下げているケースも。その点からも、タンパク質を摂りながら行う「にこたま」がおすすめなのです。

②食べる量は減ってきて、お腹が空きにくくなる

ダイエットの敵が、つらい空腹です。

完全栄養食品である卵は、タンパク質、脂質に富み、腹持ちも抜群。卵2個は、ご飯１００g（子ども茶わん約1膳分）のカロリーとほぼ同等ですが、腹持ちがいいので、空腹によるガマンが少なく、ストレスも少ないので続けやすいです。

また血糖値を急激に上げない、つまり血糖値を安定させる効果が高いので、血糖値の急降下によるニセの食欲も抑えられ、結果やせやすくなります。

また、おなかがパンパンになるまで食べると、消化のために内臓がフル活動して、肝臓をはじめとした腎臓、すい臓といった内臓が疲弊してしまいます。肝臓をいたわる意味からも避けるべき食べ過ぎを、卵が防いでくれるのです。

③ 肝臓の数値が改善してくる

「にこたま」を始めると、最初は体重が減らない方が半分ほどいらっしゃいます（逆に増える方も1％くらいいます）。

しかし、体重は減らなくても、肝臓の数値が改善する人がほとんどです。これは患者さんの健康状態を診療する中で、詳細なデータを蓄積することが可能だったからこそ判明したのですが、「にこたま」を続けると肝機能を示すＡＳＴやＡＬＴ、γ－ＧＴＰといった数値が改善します。最初は体重に変化がなくても、目に見えない変化が始まり、肝臓の数値が改善してくると肝機能も向上。標準体重よりもオーバーしていた人ほど、自然と体重が減っていきます。

また肝機能だけでなく、コレステロールや尿酸値、血糖値などの数値が高い方にも「にこたま」は効果が期待できます。「にこたま」を始めるとこれらの数値が改善。ＡＳＴ、ＡＬＴは20前後、コレステロール値や尿酸値の正常値まで目指せ、クリニックでも多くの実例を出しています。

ちなみに私のクリニックに来る患者さんのほとんどは、健康診断で肝臓機能を示すＡＳＴ、ＡＬＴ、γ－ＧＴＰなどが異常値になっています。そのためクリニックでは「にこたま療法」を始める前に、採血、尿検査、エコー検査などを最低限受けていただき、脂肪肝以外の病気がないことを確認して行っています。

特に持病もなく、健康的な方であれば「にこたま」を始めていただいてかまいませんが、持病や健康に不安がある方は、主治医の指示に従ってください。

④眠りの質がよくなり、元気になれる

「にこたま」を始めた方からよく耳にするのが、睡眠が改善したという声です。

女性は更年期に差し掛かると、女性ホルモン（エストロゲン）の減少から、入眠障害・中途覚醒・早朝覚醒・熟眠障害といった睡眠障害に悩まれる方がいらっしゃるのですが、そんな方たちからも「朝までぐっすり眠れるようになった」との声を聞くようになりました。

また、卵を食べることで疲れにくくなって元気が出た、という声も。卵は疲労回復を助けるアミノ酸も多く含有しているので、例えば定期的に運動している方であれば筋肉疲労の回復にも卵が一役買ってくれます。高タンパク・低糖質・良質の脂質を含む卵のパワーについては、第3章でも詳しく解説します。

卵の摂取が、脂肪肝のリスクを低減するという研究報告も

国際学術誌『Nutrients』（2024年1月31日号）に、イタリアの研究で興味深い報告がありました。Rossella Tatoli氏らによると、卵を週3日以上食べると、脂肪肝疾患と高血圧の発症リスクが低くなるというのです。脂肪肝になるとLDL（悪玉）コレステロール値が上がるため、コレステロールを含む卵は悪者扱いにされがちでしたが、実際には脂肪肝のリスクと卵の摂取との関連を調査した研究ははっきりしたものがないのが現状でした。

そこで研究グループは、南イタリアの胆石症に関する多施設コホート研究（MICOLプロジェクト）から60歳以上の908人を抽出。脂肪性肝疾患と高血圧症の有無で（1）脂肪性肝疾患なし/高血圧症なし、（2）脂肪性肝疾患なし/高血圧症あり、（3）脂肪性肝疾患あり/高血圧症なし、（4）脂肪性肝疾患あり/高血圧症ありの4つのグループに分類し、卵の摂取量との関連を調査しました。その結果、1週間あたり3個以上の卵の摂取により（2）脂肪性肝疾患なし/高血圧症ありと（4）脂肪性肝疾患あり/高血圧症ありのグループのリスクを低減したという結果が。

しかも、年齢や性別、1日の摂取カロリーを調整しても同様の関連が見られたというのです。このことから、卵を日常的に食べることは、脂肪肝や高血圧の予防につながるのではないか、と期待が寄せられています。

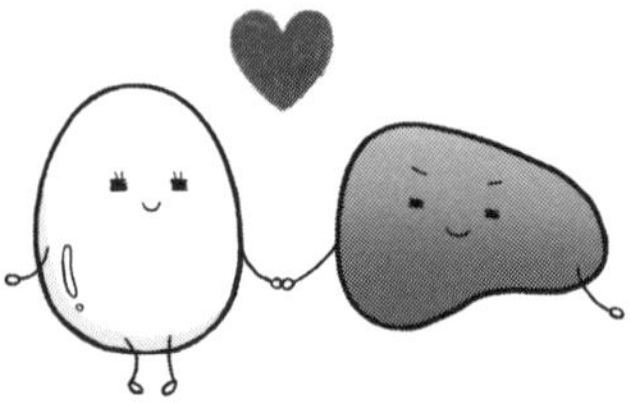

参考・出典／https://www.carenet.com/news/general/carenet/58079

第2章

楽しく継続するための
ポイントを解説！

にこたま
ダイエットの
やせコツルール

こんなに簡単！「にこたま」基本のやり方

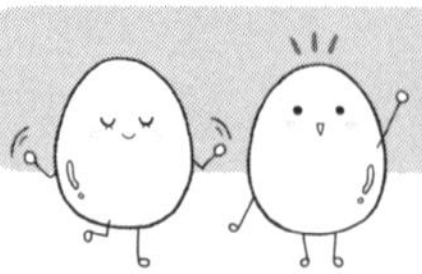

3食のうち1食の主食を「卵2個」に置き換える

「にこたま」のやり方はとてもシンプルです。

1日3食のうち、1食のでんぷん質（炭水化物）を、卵2個に置き換えるだけ。

朝食、昼食、夕食のうち、どの食事でもOKです。

このでんぷん質とは、ご飯、パン、麺類といった主食のこと。ほかに、ジャガイモやカボチャ、サツマイモといったイモ類もでんぷん質に含まれますが、まずは難しく考えず、いつも食べていた主食を卵2個に「置き換え」てみてください。

面倒なカロリー計算をする必要もなく、ＰＦＣ（タンパク質／脂質／炭水化物）バランスを考えなくても大丈夫です。

ここまでシンプルにしているのは、どんなダイエットでも、続けることが大切だと考えているからです。私自身、これまでいくつかのダイエットを経験してきましたが、やり方が複雑過ぎると続きません。ダイエットを面倒なもの＝やりたくないものにしないためです。その点、「にこたま」は、やり方がシンプルなので、どんなに忘れっぽい方であっても頭に入ります。

ポイントは、**卵を２個食べたときは主食を減らすのではなく、きちんと抜く**こと。この理由は以下の３つです。

①肥満の原因となる血糖値を急激に上げないため

②炭水化物の中でも消化に比較的時間がかかるでんぷん質の供給を一時的にストップすることで肝臓を休ませるため

③肝臓の材料になるタンパク質を優先的に届け、生まれ変わりの早い肝臓を元気にするため

ときどき「卵1個に減らしたぶん、ご飯を半膳食べていいですか？」と聞かれることもありますが、卵と一緒にでんぷん質を摂取するとダイエット効果が出にくいのです。

これは、逆に卵とご飯がいっぺんに入ってくると、その処理に肝臓は疲弊し、ダメージが回復しにくくなるから。イメージ的には、肝臓という化学工場の修復工事が、でんぷん質の分解で遅れる、といったところでしょうか。

ご飯やパン、麺類はカサがあり、それらでおなかを満たしていた人ほど、主食を抜くことに抵抗があるでしょう。「お米を食べないと朝から元気が出ない。主食を本当に抜いて大丈夫……？」と思うかもしれません。

カロリーでいうと、ご飯は軽く茶碗一杯（約150g）で、234kcal。パンは1枚（6枚切り）で149kcal、ゆでパスタは1人前で347kcal。一方、卵は2個（100g）で142kcalですから、主食のほうがカロリーは上。腹持ちが心配になりますが、卵はタンパク質や良質の脂質を含み、消化に時間がかかるので、満腹感があります（腹持ちについては第3章でも解説します）。

「にこたま」を実践してみると分かるのですが、卵を2個食べると、おなかにしっかり溜まる感覚があるので、意外と苦になりません。

主食を抜けばおかずは何でもＯＫ

「にこたま」を行うにあたり、「卵以外のおかずは減らさなくていいの？」と質問されますが、**おかずは今まで通り気にせずに食べて大丈夫です**。つまり、ご飯などの主食を抜けば、卵2個に焼き魚をつけても、お肉を加えても問題ありません。

これは、ダイエットを急ぐがあまり、最初から極端に食事を減らすと、おなかが空いて続かなくなるからです。

肝臓に負担をかけないためにも食べ過ぎは控えていく必要がありますが、最初は卵2個と主食を置き換えるルールを守るだけでＯＫ。

「にこたま」を続けていると、自然と食べる量が減っていき、適量の食事で満足するようになります。

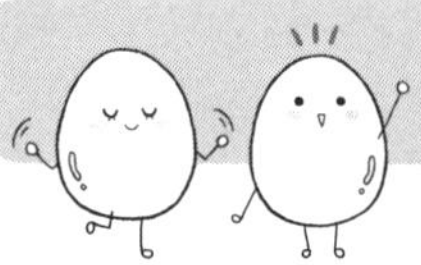

楽しく、無理なく継続するための上手な卵の食べ方

卵は生よりも加熱して食べるのがおすすめ

卵のいい点は、さまざまにアレンジできる点です。「にこたま」では、卵の食べ方は特に問わないので、その日の気分に合わせて調理をしてみましょう。

生で食べてもかまいませんが、熱を加えることで体内への吸収率が上がるので、加熱するのがおすすめです。

簡単なのはゆで卵。ゆで卵なら持ち運びもしやすく、外出時も「にこたま」を実践しやすいです。コンビニでも手軽に買えるので、自炊が苦手な方や忙しい方ならゆで卵をメインに活用してもいいでしょう。

朝食で目玉焼きにしたり、お弁当には和風だしを利かせた卵焼きを入れたり。野菜スープや、みそ汁にまるごと卵をポトンと落としてもおいしいです。

ほかにも、たっぷりのバターでフワッと焼いたスクランブルエッグやオムレツ、野菜と合わせた卵野菜炒め、具材とだし汁を入れた茶わん蒸しなど卵は調理法も多彩。見た目も鮮やかな黄色で食卓を飾る卵は、さみしくなりがちなダイエットの食事を楽しく演出してくれます。

私が「原始人食ダイエット」を参考に、野菜、魚、肉、卵、キノコ類、乳製品、ココナッツバターなどの良質の脂肪酸、くだものを中心にしたダイエット生活を送り始めたのが２０１３年のこと。コンビニでもサラダチキンが出始めていたこともあり、食事のメインに食べ続けていたのが、鶏むね肉です。ところが、あるときすっかり飽きてしまい、鶏むね肉を見るのすら嫌になる始末……。

その点、卵はバリエーションをつけやすいので、無理なく続けられています。ときどき飽きることもありますが、２～３日もすれば、再び「にこたま」に戻れるのが、変幻自在な卵の懐の深さです。

調味料には神経質にならない

「にこたま」では、調味料については特に言及していません。**マヨネーズでもソースでもケチャップでも、好きにかけてしまってOK**です。

調味料の量は微量ですし、ダイエットにさほど影響を与えないと考えています。それに、マヨネーズに使われている主な材料は卵黄と酢と油。特に卵黄と酢は体にいい食材です。ソースも甘いから体によくないイメージがありますが、材料のほとんどは野菜とくだものと酢と砂糖。ケチャップにおいては抗酸化作用のあるリコピンといった栄養がたっぷりですから、体に悪いものでつくられているわけではありません。

常識の範囲を超えなければ、ドレッシングでもめんつゆでも、調味料は何でもかまわないと考えています。砂糖や塩といった調味料は、卵はもとより、食事をおいしくいただく上で大切なものです。

ご飯とパン、麺類といった炭水化物が大好きだった人ほど、卵をおいしく食べられないと、ダイエットそのものがつらく感じてしまいます。

ダイエットの効果をもっと上げたい、あるいはダイエットの成果がなかなか上がらない場合は、こういった調味料の中身や量までメスを入れる必要がありますが、難しく考えるとストレスになるだけです。

ダイエットは続けることが肝心なので、食べたいと思った味付けで、気になる方法をいろいろ試してみてください。

最初は1日1食からゆっくり慣らす

「にこたま」は1日3食のうち、1食のでんぷん質を卵に置き換えることが基本です。その1食は、朝、昼、夜、どのタイミングでもかまいません。

大盛りご飯でおなかを満たしていた人ほど、卵2個の置き換えに慣れるまで時間がかかります。そのような方はゆっくり食事ができない朝に置き換えると、スムーズに移行できます。やせ方はゆるやかになりますが、徐々に体重は減ってきます。

ダイエットの効果をなるべく早く上げたい人は、活動量の少ない夜に置き換えるのがおすすめ。夜は、エネルギー源になるでんぷん質を必要としていないからです。

また、1日1食の「にこたま」が特につらくない人は、2食の置き換えにチャレンジしてもOKです。

私のクリニックには、肝臓の数値が悪い人が来院されるのですが、そのような方には、1日2食以上の置き換えをすすめています。ALTが基準値を超えたら1日2食、100を超えたら1日3食といった具合です。もし、肝機能が特に問題ないなら、1日1回でも十分効果が出ると思います。

ただ「やせたい！」とあせるばかりに、1日2食、3食と「にこたま」をすると、結局それがストレスになり、挫折することも。ダイエットを成功させるためには、何よりも続けていくことが大事。自分のライフスタイルに合わせてゆっくり慣らしていってください。また、**卵を2個から3倍の6個にしたからといって、やせるスピードが3倍速くなるわけではありません**のでご注意を。

卵に入っていない栄養素は野菜スープなどで補う

卵は良質なタンパク質と脂質、ビタミン、ミネラルに富んだ完全栄養食品ですが、足りていない栄養素があります。それがビタミンCと食物繊維です。

ビタミンCは、優れた抗酸化作用で免疫力を高めたり、肌の老化を防いだり、疲労回復を助けたり、その健康効果は多岐にわたります。ビタミンCが不足すると筋委縮を招くので、骨格筋の代謝機能を落とさず、また健康的な体を維持するためにも、積極的に摂取しましょう。

水溶性のため、汗や尿で排出され、またストレスで消費しやすいので、野菜やくだものなどでしっかり補うようにしてください。私は小腹が減ると、旬のくだものを口にするようにしています。

そして食物繊維です。これは三大栄養素の炭水化物・タンパク質・脂質、そしてビタミン・ミネラルに次ぐ第６の栄養素として注目されている栄養素のこと。

便秘になると便に溜まったアンモニアが肝臓に負担をかけます。腸活をバックアップし、消化・吸収、便通をよくし、余分なものを体外に排出する意味からも食物繊維を豊富に含む野菜や海藻は、積極的に摂るようにしましょう。

なお、野菜は生野菜よりも温野菜にしてカサを減らすとたくさん食べられておすすめです。冷たいサラダより、温野菜のほうが消化器官を冷やさないので消化・吸収もよくなります。

私のおすすめは、医師の高橋弘先生が提唱する「ハーバード大学式野菜スープ」を参考にした野菜スープです。抗酸化作用のある玉ねぎ、ファイトケミカルを含むニンジン、カボチャなどの色の濃い野菜を煮込み、私の場合は、味付けにコンソメを使います。壊れやすいビタミンCもスープに溶け出すため効率よく摂取できて、食物繊維もたっぷり。このスープに卵2個を落とせば、栄養バランスの整った一品に。体も温まると血流がよくなり、肝臓も喜んでくれるようです。

エッグファーストで栄養を効率よく吸収し、血糖値上昇を防ぐ

血糖値を急激に上げないためには、野菜から食べ始めるベジファーストが推奨されていますが「にこたま」の場合は、ぜひ卵から食べて始めてください。

これには理由があります。卵の黄身に含まれる良質な脂質には、炎症を抑えるオメガ3系脂肪酸、LDL（悪玉）コレステロール値を下げるとされるオレイン酸、細胞膜をつくるレシチン（リン脂質）があります。卵を先に食べることで、野菜などに含まれる脂溶性のビタミンA、D、E、Kを効率よく摂取できるのです。なお、ビタミンAはニンジン、小松菜などの緑黄色野菜、ビタミンDはキノコ類、ビタミ

ンEはアボカドやナッツ類、ビタミンKはキャベツや海藻類に含まれています。

また、卵を先に食べると、食べ過ぎを防げます。タンパク質と脂質を含む卵は、炭水化物よりも消化・吸収がゆっくり。そのため腹持ちがいいからです。そのような卵を先に食べることで血糖値の急上昇を防ぐこともできます。

血糖値を急激に上げる原因は、でんぷん質のような炭水化物の過剰摂取。一度に多く摂取すると、血中に糖（ブドウ糖）があふれだし、血糖値が急激に上がります。その結果、血糖値を下げるインスリンがドッと出て血糖値が急下降し、そのタイミングで空腹を感じやすくなります。とりわけでんぷん質を食べ過ぎると、血糖値の乱高下が起きやすくなります。

また、インスリンは脂肪合成を促します。余った糖は中性脂肪として蓄えられ、脂肪肝の原因にもなるのです。ちなみに脂肪肝は、肝細胞の中に脂肪が溜まった状態のため食事の脂質を減らせばいいと考えがちですが、**脂肪肝を引き起こす悪者は脂肪より糖質。血糖値を急激に上げてインスリンを大量に分泌させないことも脂肪肝の予防につながる**のです。その意味からも、エッグファーストを習慣にしてみてください。

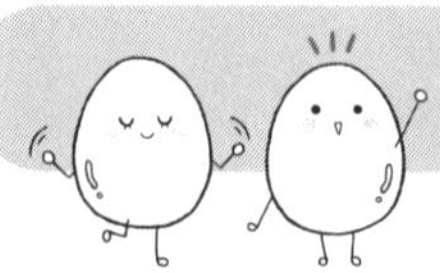

食べる量や回数に気をつければ、ガマンはしなくてＯＫ！

好きなものは2割ＯＫとし、ガマンをしない

どんなダイエットでも、続けることが肝心です。これは私自身も経験していますが、苦しいダイエットは続きません。

「にこたま」で、卵とでんぷん質である主食の置き換えを基本的に１日１食にしているのも、ストレスを溜めずに続けるためです。１日３食のうち、２食はこれまでと同じように炭水化物を摂っていいのですから、それほどつらさを感じることなく、続けられるでしょう。

なお、「にこたま」では、基本的に食べてはいけないものはありません。

これは、脳は「～してはダメ」「これを食べてはダメ」と禁止されると、余計に食べたくなるようにできているからです。例えば、「甘いものを食べちゃダメ」と否定すると、脳は「甘いもの」を記憶として脳に深く刻み込んでしまうため、余計に甘いものが気になってしまうのです。

つまり、食べてはダメと禁止する行為はダイエットでは逆効果。ですから「にこたま」では継続する意味からも、**肝臓に負担をかけるお酒やお菓子などの嗜好品も適量を「食べたり飲んだりしていい」**ことにしています。

ただし、食べ過ぎては意味がないので、目安としては2割。これは、1週間（7日×3食＝21食）のうち2割は4～5食ですから、土曜や日曜はほぼ自由に食べていい計算です。「ダイエット中は、お酒やお菓子、外食は控えるべきですか？」という質問も受けますが、私自身ご褒美の日として2割くらいはルールを破る日をつくっています。

もし、会食などで、どうしても炭水化物を食べなくてはいけなくなったときは、そのぶん、どこかで帳尻を合わせればＯＫ。家族や友人、大切な人との食事は何よりも心の栄養になります。メインがパスタでも、ラーメンでもせっかく食べるのなら、そのときは思い切り楽しみましょう。

ダイエットに夢中になりやすい人は完璧を求めて、少しでもできないと「もうダイエットは失敗。やめた！」となりがちですが、続けることを目標にしてくださ い。もし1日でもルールを守れたのなら、「よく頑張った！」と自分を褒めてあげてください。その回数を1回、2回、3回……と重ねていけば、「にこたま」パワーで、あまり食べなくてもおなかが空きにくい状態に自然と変わっているはずです。まずは**肝臓の細胞が生まれ変わり始める3か月を目標に続けていきましょう。**

満腹になるまで食べないことが重要

「にこたま」に慣れてきたら、今度は食べる量や内容に注目していきましょう。

肝臓に負担をかけないためにも、食べ過ぎないことが肝心。目指すは腹7〜8分目です。おなかいっぱいになるまで食べていた人ほど、この感覚を自覚するには、なかなか難しいところがありますが、次の項目でひとつでも当てはまるところがあれば、「食べ過ぎ」です。食事の量を見直してみましょう。

①ご飯は毎回山盛り、あるいはおかわりをする
②おなかがいっぱいになるまで食べないと気が済まない
③おなかが空いた実感がないのに、食事の時間がきたので習慣で食べている

成長期の子どもなら山盛りご飯を食べても、おかわりをしてもいいのですが、体がすでに完成している大人世代でこのような食事を続けているのなら、あきらかに「食べ過ぎ」です。医師の私からみれば、多くの現代人の食事量はほぼ食べ過ぎといえるでしょう。食べることが好きな人にとって、満足に食べられないことはストレス以外の何物でもありません。

しかし、「にこたま」を続けていると、次第に食べる量と満足感の折り合いがつくようになります。食べ過ぎを見直す「にこたま」は、体を適正体重に導き、10年、20年先も自分の好きなものを食べたり飲んだりするための食事法なのです。

アルコールは週2日休肝日をとればOK

飲酒は、肝臓にとって歓迎されるものではありません。肝臓を疲弊させるだけでなく、ダイエットを邪魔するからです。

まず、アルコールが体内に入ってくると、肝臓は解毒を最優先。アルコールを分解している間は、糖や脂肪を燃やす代謝作業を中断します。

しかもアルコールの分解の際、体内ではブドウ糖が大量に消費されるため、一時的に血糖値が低下します。人の体は血糖値が下がると空腹を感じるようにできているので、食べものを欲するようになります。ただでさえアルコールは胃腸を刺激して食欲増進させるため、食べ過ぎを招くのです。

さらに、アルコール分解中は、全身に送られるブドウ糖の供給作業をストップ。しかし、常にブドウ糖をエネルギー源にしている脳は、ブドウ糖の供給がされないことに大暴れ。真っ先にブドウ糖を供給するように指令を出します。よく〆にラーメンやお茶漬け、アイスクリームなどが食べたくなるのは、空腹に耐えかねた脳がブドウ糖を欲しているからです。

このように飲酒は、ダイエットにとってマイナスのことが多いのです。とはいえ、アルコールが好きな人に「ダイエット中ならお酒をやめて」というのは酷というもの。お酒を飲む時間は息抜きにもなります。

ダイエット中、ストレスを溜めない意味からも、週のうち2日休肝日を設ければ飲酒はOK。ただし、**休肝日は月曜日と水曜日というように飛び飛びでとるのではなく、連続して2日休んだほうが肝臓は休まります。**

なお、アルコールはよくエンプティカロリー（カロリーはあるが栄養がない）だから太らないと言われますが、それは嘘。確かに代謝の過程でアルコールはエネルギーを消費しますが、肝臓にとってアルコールは中性脂肪を増やし、脂肪肝を招くもの。ありがたくも何でもないのです。肝臓が許容できる1日のアルコール摂取量をP.140に記したので参考にしてください。

また、最近は糖質ゼロの缶チューハイが人気ですが、このような飲み物は人工甘味料を含むものも多いです。もし、飲むのであれば、シンプルにウイスキーの水割りや焼酎のお湯割り、ワインやビールを選んでください。

ジャガイモを食べるなら1日1食くらいにとどめる

一般的な糖質制限では「控えるもの」に入っている食材が「イモ類」です。料理の付け合わせでも登場するジャガイモは、でんぷん質を多く含むイメージがありますが、糖質量は意外と少なく1個（135g）あたり8・2g。これは、ご飯茶碗一杯（150g）あたり53gと比べると約1/6の量です。

ジャガイモはビタミンCを多く含有しており、その量は温州ミカンに匹敵する量です。しかも、ジャガイモのビタミンCは熱を通しても壊れにくいのがうれしいところ。また、食物繊維も多いです。ジャガイモは卵に含まれていないビタミンCと食物繊維を同時に摂取できる食材なのです。

ただ、イモ類は栄養学的にいえば、でんぷん質が多く、主食に近い野菜。ご飯やパン、麺といった主食代わりに毎回食べてしまうと、ダイエットの効果は落ちます。ジャガイモを食べるのであれば、1日1食程度。おかずのメインにするよりは、副菜の小鉢として食べるくらいにとどめておくと効果的。主食の代わりにするなら2個程度としましょう。

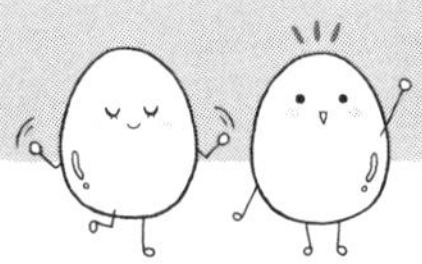

やせ効率を上げるために気にしたい食品

「にこたま」を始めてもなかなか変化が現れない方もいます。そのような方ほど肝臓にダメージが蓄積し、疲れている可能性があります。**肝臓に負担をかける食品を無意識のうちにたくさん摂っていないか、見直してみましょう。**

次に挙げる「添加物」「トランス脂肪酸、安い油」「人工甘味料や果糖ブドウ糖液糖」はそれにあたりますが、現代の食品に多く含まれているので完全に避けることは難しいもの。また「にこたま」は続けることを主眼においているので、あまり神経質に考えなくてもＯＫです。ただ、肝臓の元気を取り戻し、基礎代謝を上げる意味からも、頭の片隅に入れておくと食品選びのときに役立ちます。

注意すべき食品・添加物の多い加工食品

肝臓は体に入ってきた毒を無毒化する化学工場です。肝臓が苦手とするのが、添加物の多い加工食品です。日本は食品衛生法により、使用できる食品添加物や量について基準が定められていますが、添加物は体にとって栄養にはならない、いわば不要なもの。肝臓は排出のためにせっせと働かなくてはいけないので、肝臓を休ませて元気にする意味からもむやみに摂らないほうがベターです。

添加物は、さまざまな食品に使われています。調味料にも酸化防止剤や保存料といった添加物が使われていることがほとんどで、無添加の食品を探すのは難しいですが、明らかに加工された食品は避けるようにしましょう。

添加物の多い代表的な食べ物は、インスタント食品、ベーコンやハム、ソーセージなどの加工肉、コンビニのお弁当、市販の甘い飲み物、工場で大量生産された漬物や菓子パンなどです。日常的に食べていたら、まずは見直しを。何を食べるか迷ったら、なるべく加工されていないものを選ぶようにしてください。

注意すべき食品・トランス脂肪酸、安い油

脂質は、大きく飽和脂肪酸と不飽和脂肪酸の2つに分類されます。飽和脂肪酸は卵や肉、乳製品に含まれています。一方、不飽和脂肪酸は、植物性の大豆、ゴマのような食品や魚に多く含まれています。

不飽和脂肪酸のうち注意したいのが、コーン油のような安い油である「オメガ6系脂肪酸」。多く摂り過ぎると体に炎症を起こすといわれています。

そしてもうひとつが、植物油に含まれる「トランス脂肪酸」です。サラダ油、マーガリンやショートニング、ピーナッツバターには、このトランス脂肪酸が含まれています。

トランス脂肪酸は加工油脂で、**多く摂り過ぎると心臓病のリスクを高める、発がん性があるなど健康を害する**という指摘がされていて、アメリカでは2018年より食品への添加は原則禁止です。日本では、トランス脂肪酸を含む油脂は安価なためさまざまな食品に用いられています。主な食品に菓子パン、スナックなどのジャ

ンクフード、マーガリンやスプレッドがあります。

なお、コンビニやスーパーにある揚げ物は、つくり置きして時間が経っていると、油が酸化していることがほとんどです。ときどき食べるくらいなら問題ありませんが、日常的に食べるのは控えたいものです。また、ＥＰＡやＤＨＡなどの青魚に含まれる油は良質の油脂といわれますが、酸化しやすいので注意しましょう。

その点、卵に含まれている脂質は酸化しにくいので、この点からも健康を損なわないと考えています。

注意すべき食品・人工甘味料や果糖ブドウ糖液糖

人工甘味料（アスパルテーム、アセスルファムK、スクラロース等）は、もともとは糖尿病予防のために開発されたもので、ブドウ糖と違って血糖値を上げにくい性質があるとされています。

長年、体にいいものとして人工甘味料は扱われていましたが、最近の研究で**人工甘味料の過剰摂取により、糖尿病患者が増えている可能性も指摘**されています。

ある研究では、人工甘味料を使用したダイエット清涼飲料水を週に1カップ

（２３７㎖）以上飲む人は、飲まない人に比べて糖尿病発症の危険度が１・７倍も高いことが報告されています（Ｐ.１５９※１）。人工甘味料の摂り過ぎが糖尿病のリスクを上げるメカニズムについてはまだ解明されていない部分も多いのですが、糖代謝に何かしら影響を与えると考えられているようです。

ちなみに糖質ゼロをうたったストロング系の缶チューハイは、アルコール度数も高く、加えて糖質を抑えるために人工甘味料を使っていますから、肝臓にとってはダブルパンチを食らうようなものです。肝臓のことを考えるなら、飲み過ぎには注意しましょう。

もうひとつ注意したいのが、果糖ブドウ糖液糖といった「異性化糖」です。これは、あらゆる食品に多く用いられている、でんぷんを原料としたブドウ糖（グルコース）と果糖（フルクトース）の混合液のこと。ジュースやアイスクリームなどのお菓子、意外なところでは漬け物などにも含まれています。

砂糖よりも安価で、砂糖と同等の甘さを持つのが特徴ですが、この**果糖ブドウ糖液糖に含まれる果糖はほとんどが肝臓で代謝されるため、摂り過ぎてしまうと中性**

脂肪になりやすい性質があります。

ちなみに果糖はくだものにも含まれますが、くだものは食物繊維やビタミンを含み、体内に吸収されるのに時間がかかるため、よほど食べ過ぎなければ問題ありません。私も口さみしくなったときは少量のくだものを口にします。

砂糖の摂り過ぎは肝臓に負担をかけるので注意が必要ですが、**砂糖はブドウ糖のようなエネルギー源に素早く変わるので、少量であれば脂肪になりません。**人工甘味料や果糖ブドウ糖液糖のような甘味料を含む飲み物を日常的にゴクゴク飲む生活は、見直したほうがいいでしょう。

注意すべき食品・サプリメント

これはこれまでの食品とは少し毛色が違いますが、栄養補助食品である「サプリメント」の摂り過ぎも肝臓に負担をかけるので、要注意です。

卵には、残念ながらビタミンCと食物繊維が含まれていません。ですから、食事から摂取する必要があります。この話をすると、「栄養素をサプリメントで摂っていいですか？」と聞かれることがあります。それでも悪くはありませんが、市販のサプリメントには製造過程で粒を固めたり、保存性や安定性を高めたりするために、乳糖や糖アルコールのような添加物が用いられています。

安価なサプリメントの中には、こうした余計な添加物が栄養素より多く入っているものもあるくらいです。サプリメントに使われる添加物は肝臓にとっては不要なもの。分解の際に負担をかけます。同じ栄養素を摂るなら食事からとってほしいと思います。

また「タンパク質を摂るのが目的なら、プロテインドリンクでもいいの？」と思いがちですが、こちらも人工甘味料や添加物を含むものが多いので、継続的に摂取するのは肝臓のことを思ったら考えものです。プロテインドリンクは、タンパク質やビタミンなどを効率よく摂取できるので否定はしませんが、特に無理して飲まなくてもいいでしょう。

それよりも卵のほうが圧倒的に栄養バランスもいいし、おいしく続けられて、比較的安価。プロテインよりも、天然のサプリメントである卵をぜひ積極的に摂っていただきたいです。

ダイエット中、挫折を招く「こんなときは？」

やせにくくなったら少しの運動と空腹時間を設けてダイエットをブースト

最初のうち、順調に体重が落ちていた人でも、6か月くらい続けていると、ピタリと体重が落ちなくなる時期がやってきます。いわゆる「停滞期」です。

何をしてもやせにくくなる停滞期は、体の防御反応。カロリー消費を抑えて省エネモードに切り変わり、来るべき飢餓に備えて脂肪を蓄積しようとします。

そんなとき、私がみなさんにおすすめしているのは、**軽い運動**です。

第1章では体が重いうちは無理して運動をする必要はない、とお話ししましたが、半年近く「にこたま」を続けてきて、体重が落ちてきたタイミングなら、以前より体を動かすのがラクになっているはずです。10分でも20分でもいいから歩いてみてください。

そして食事面でおすすめしているのが、**空腹時間を意識的につくる**こと。具体的には1週間のうち、2食を思い切って抜くことです。週に2食なら、みなさん「できそう、やってみよう」とチャレンジしてくれます。

意識的に空腹時間をつくることで、細胞の再生スイッチと免疫スイッチが入りやすくなり、体にもいい刺激が。個人差があるので一概には言えませんが、しばらく続けると、自然に体重が減ってきます。

ダイエットの際に必ず訪れる停滞期にあきらめてしまうのはもったいないです。壁にぶち当たっても心を折らずに、「にこたま」をコツコツと続けてみてください。

最初は体重が減らなくてもあせらない

「にこたま」を始めると、3～4か月で体重が3～5kg落ちて、脂肪肝が改善するケースをたくさん見てきました。

ところが、始めて1か月くらいは、思うように体重が減らない方が半分くらいいらっしゃいます。逆に増える方もわずかですが1％くらいいます。

しかし、最初は体重が減らなくても（一時的に体重が増えても）、血液検査をするとASTやALTといった肝機能を表す数値やLDL（悪玉）コレステロール値が改善していることがほとんど。

この数値の変化は個人差があり、1か月くらいの「にこたま」では一ケタ台のわずかな変動の場合もありますが、その後の経過を追っていくと、目に見えて血液検査の数値が正常値に近づきます。食生活を「にこたま」に替えるだけで数値がよくなるので、驚かれる方が多いです。

つまり、最初は体重が思うように減らなくても、あせらなくても大丈夫。肝機能の数字が改善してくることは、肝機能が高まってきている証拠。それに伴って体重も少しずつ減っていくのであせらないことが肝心です。

ちなみに体重が増えている方の一部には、ご飯の量は減らさずに卵2個を食べている、つまり単純にやり方を間違えていたり、旅行やイベントで食べ過ぎていたり、あるいはストレスで必要以上に食べていたりすることが多いです。

やり方を間違えていなければ、結果はついてくるのであせらずに継続を。

おなかが空いたらガマンしないで「追い玉」や納豆

主食を卵2個に置き換えておなかが空くようなら、迷わず卵を追加しましょう。2個くらいなら追加してもかまいません。また、食間におなかが空いてしまったら、迷わず間食にゆで卵を食べてみてください。空腹が落ち着きます。

卵は焼く、ゆでるなど、調理のバリエーションがあるため飽きにくい食材ですが、**もし飽きてしまったら、鶏肉、魚、納豆、豆腐、チーズなどに切り替えましょう。**食べ過ぎなければ、量は特に気にしなくて大丈夫です。しばらくほかの食材に切り替えて、卵を食べていいかな……と思ったら、再び卵に戻してください。

私が卵の代替品としてよく取り入れていたのが、納豆です。発酵食品である納豆は、腸内環境を整える作用があり、また1日あたり納豆2パックぐらい食べると満腹感が維持できるので、食べ過ぎを防ぐこともできます。私は納豆になめ茸を混ぜたものをよく食べていました。ごはんにかけなくてもおかずとしておいしく食べられ、同時にきのこの栄養が摂れるのでダイエット中もおすすめです。

口さみしいときには「ふたさじのハチミツ」

日常的に甘いものを食べていた習慣がある方ほど、間食に無性に甘いものが食べたくなることがあるはず。そんなときに口にしてほしいものがハチミツです。ハチミツを少しなめると、おなかが満たされて間食をしたい気持ちを抑えられます。

ハチミツに多く含まれる主な糖質はブドウ糖や果糖です。この2つの糖分は「単糖類」に分類され、比較的エネルギー代謝が早いのが特徴。**体内に入ると素早くエネルギーとして消費される、蓄積されにくい糖質**です。空腹を感じたとき、少しなめる程度であれば問題ありません。目安でいうと大さじ2杯程度。実際にそれだけの量で満足して、間食の量が減った人も多くいらっしゃいます。

ハチミツには、糖質のほかにもビタミンやミネラルも含有します。ハチミツを選ぶ際は、水あめやブドウ糖の混ざった加糖はちみつやはちみつシロップは避けましょう。

ご褒美スイーツは卵系をチョイス

ハチミツでも満足できない場合は、好きなおやつを食べましょう。

「にこたま」で禁止しているのが「〜を食べてはダメ」といったガマンや否定の言葉。どうしても食べたくなったときは、ガマンせずに食べてください。

生クリームたっぷりのケーキもいいですが、卵がたっぷり使われているようなプリンやカスタードクリーム入りのシュークリームなんかもいいですね。カカオが入ったチョコプリンも栄養がありますよ。

どうせ食べるのなら、工場で大量生産された添加物が多いお菓子より、ちょっとリッチな本格派で、素材のおいしさが楽しめるようなお菓子のほうが、肝臓も喜ぶと思います。

ただし日常的に間食をするのは食べ過ぎになり、肝臓に負担をかけるので、あくまでもご褒美として週1~2回くらいにとどめるのが目標。それくらいなら、肝臓も頑張ってくれると思います。もしも食べ過ぎてしまったら、1食抜くぐらいの気持ちでやってくれれば、体はうまく調節してくれます。

医師からすれば、お菓子よりも栄養のあるものを食べましょう……と言いたいところですが、ダイエットは長く続けることに意味があります。2割は好きなものを食べてもよい（P.84参照）というルールの1つとして、時々緩むときがあってもOK。お菓子をどうしても食べたくなるときは、大体ストレスがあるので、そこで頑張り過ぎると挫折に繋がり、逆効果です。

最終的なダイエットの目標は、肝臓を元気にして太りにくい体になること。そこに向けて次の日から気持ちを切り替えていけば大丈夫です。

ご飯を食べたくなったら「冷やご飯」

どうしてもでんぷん質を食べたくなったときは、私は冷たいご飯をおすすめしています。冷たいご飯の中には「**レジスタントスターチ**」という、消化しにくいでんぷんが含まれています。

これは食物繊維のように腸内環境に働きかけるでんぷんで「ハイパー食物繊維」とも呼ばれます。このレジスタントスターチは、温かいご飯には少なく、冷たいご飯には多く存在していることがわかっています。冷やご飯や冷ましたおにぎりで食べると、血糖値も上がりにくくなるので、ダイエットを助けてくれます。

ときどき「GI値（グリセミック・インデックス）が低い主食なら食べていいですか？」と聞かれることがあります。このGI値とは、食後の血糖値の上昇度を指標化したもの。血糖値を急激に上げないためには、GI値が低い食材を選ぶといいとされていて、代表的な主食には玄米や全粒粉のパン、そばなどの黒い色をしたものがあります。

ダイエットに詳しく、主食を食べたい人なら、GI値の低いものなら大丈夫と思うでしょう。しかし、そのやり方でも悪くはありませんが、体重の減り方はほとんど変わらないか、ゆっくりになるため、モチベーションが上がりません。

もし、主食を食べたくなったら冷やご飯を選択してみてください。

卵と相性抜群！ 玉ねぎを使ったおすすめレシピ

私が住む北海道ではおいしい玉ねぎが手に入ることもあり、患者さんにもおすすめしているのが玉ねぎを使った料理です。

玉ねぎは、血液サラサラや免疫力アップ、血糖値コントロールなどさまざまな健康パワーがたくさん詰まった食材。肝臓の解毒作用をバックアップするグルタチオンも含まれているので、二日酔いのときにもおすすめです。

【おすすめ①】玉ねぎみそ汁（2人分）

だし汁（400mℓ）に、薄切りにした玉ねぎ（1～1/2個）を加え、中火にかける。沸騰したら弱火にし、卵（2個）を落とし入れてフタをし､5分ほど置く。みそ（大さじ1）を溶き入れたら完成。わかめやなめこなどを入れてもおいしい。

【おすすめ②】玉ねぎスープ（2人分）

鍋にオリーブ油を入れて火にかけ、薄切りにした玉ねぎ（1～1/2個）を加えて軽く炒める。玉ねぎが透明になったら水（300mℓ）を加え、コンソメ（小さじ1）加え、中火で煮る。沸騰したら溶き卵（2個）を回し入れ、塩とコショウで味を調える。P.82の「ハーバード大学式野菜スープ」に習ってニンジンやカボチャを加えても。

【おすすめ③】ご飯なし親子丼

親子丼の割り下（だし汁、しょうゆ、みりんなど）を煮詰めないように薄くしたものに、食べやすく切った玉ねぎ、鶏むね肉を加えて火を通す。最後に溶き玉を入れてとじる。おかず感覚でどうぞ。
※味付けは通常より薄めにするのがおすすめ。

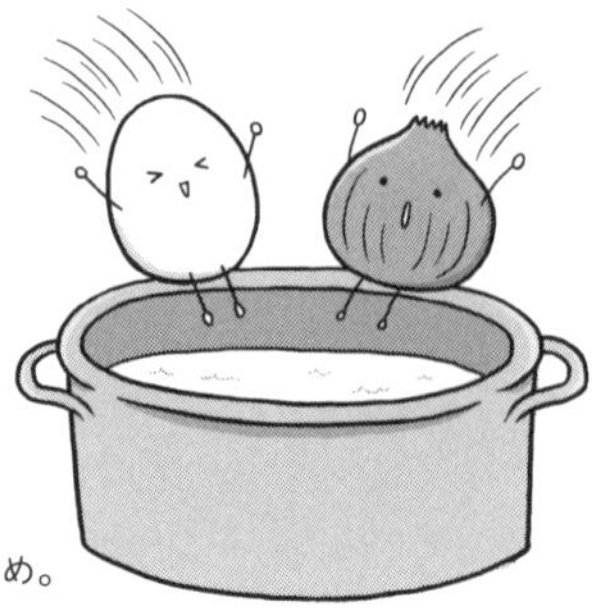

第3章

栄養バランス抜群の
スーパーフード！

知られざる卵の持つスゴいパワー

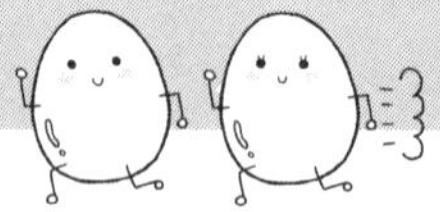

卵は、体に必要な栄養を ほぼまかなえる「完全栄養食品」

卵2個あたり約100gに含まれる栄養素

- エネルギー ………… 142kcal
- タンパク質 ………… 11.3g
- 脂質 ………… 9.3g
- 糖質 ………… 0.3g

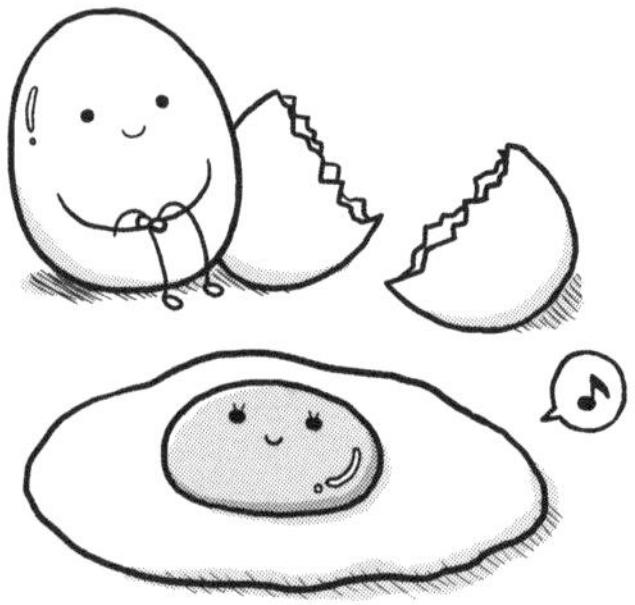

- ビタミン

ビタミンA	210μg
ビタミンB_2	0.37mg
ビタミンB_6	0.09mg
ビタミンB_{12}	1.1μg
ビタミンD	3.8μg
ビタミンE	1.3mg
葉酸	49μg

- ミネラル

カルシウム	46mg
マグネシウム	10mg
リン	170mg
鉄	1.5mg
亜鉛	1.1mg

*日本食品標準成分表2020年版（八訂）より

白身はタンパク質、黄身は良質な脂質の宝庫

卵は日本の食卓を支えるレギュラー食材です。

9種類の必須アミノ酸、3種類の必須脂肪酸、約15種類のビタミン、約16種類のミネラルといった、日本人に不足しやすいさまざまな栄養素を含んでいる、まさにスーパーフード。

価格も安価で、スーパーやコンビニなど食品を扱う店ならどこでもといっていいくらい、すぐに手に入る点も魅力です。

第3章では、そんな卵の栄養面や知られざるパワーについて解説していきます。

まずは、黄身と白身、それぞれの栄養素に注目してみましょう。

卵の**白身は、必須アミノ酸のバランスも優秀なタンパク質の宝庫**。しかも脂質をほとんど含まないので、肉や魚、乳製品に比べても高タンパク・低脂質で、あっさりとした口当たりが特徴です。

一方、黄身はタンパク質や脂質、ビタミンやミネラルを含む栄養の宝庫です。ほかにも、**悪玉コレステロールを減らすオレイン酸、オメガ脂肪酸のα-リノレン酸、酸化しにくい抗酸化作用のあるビタミンEなどの良質な脂質が豊富に含まれています**。

肝臓の材料になるタンパク質を補うことができる

第1章でも解説しましたが、卵がうれしいのは、タンパク質が豊富なだけでなく、タンパク質を構成するアミノ酸のバランスがいいことにあります。そのバランスのよさを示す「アミノ酸スコア」は満点の100。アミノ酸スコアの数値が高いほど摂取したタンパク質が体内で無駄なく活用できますから、良質なタンパク質を含む卵は、まさにパーフェクトな食材なのです。

私たちの体は筋肉や骨、肌や髪の毛にいたるまで、タンパク質でつくられています。もちろん肝臓といった臓器の材料になるのもタンパク質です。

卵から摂取したタンパク質は、消化器官でアミノ酸に分解されたのちに肝臓に運ばれ、そこからタンパク質に再合成されて体のあちこちで使われます。私たちの体にある細胞たちは、日々再生を繰り返していますから、**健康的な体を維持し、頑張っている肝臓を新しく立て直す意味でも、タンパク質を含む卵はとても頼もしい存在**なのです。

なお、厚生労働省「日本人の食事摂取基準（２０２０年版）」によると、タンパク質の１日当たりの摂取推奨量は18歳以上の男性で60～65ｇ、女性で50ｇです。卵１個の重さは約50ｇで、２個食べればおおよそ１００ｇ。タンパク質は11・３ｇ摂れます。つまり卵２個食べれば厚生労働者が推奨する１日のタンパク質の摂取量の1/4～1/5をまかなえる計算です。

肝機能をバックアップする成分を含む卵

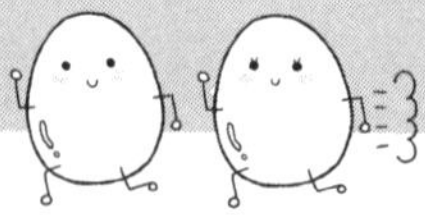

黄身に含まれる「レシチン」が脂肪肝を予防

卵に含まれている栄養素の中に、肝臓の元気をバックアップしてくれるものもあります。それが黄身に含まれる「レシチン（ホスファチジルコリンなど）」です。

レシチンは、**細胞膜の材料となるリン脂質の一種。アセチルコリンという神経伝達物質をつくる材料になるため、脳の働きを活性化し、認知機能維持を助ける**ことで注目を集めています。アメリカでは必須栄養素として目安摂取基準が定められ、サプリメントが発売されているくらいです。

このレシチンは、肝臓で行われる脂質の代謝に必要な成分。胆汁中へのコレステロール産生を刺激して肝臓への脂肪蓄積を防ぐため、脂肪肝の予防に役立つと期待されています。

卵がアルコールの分解をバックアップ！

アルコールは肝臓を疲弊させるものですが、卵には肝臓でアルコールが分解されるときに必要とされるアミノ酸が多く含まれています。

そのひとつが「メチオニン」です。アルコールが体内に吸収されると、肝臓の酵素の力によってアセトアルデヒドに分解されます。

このアセトアルデヒドは体にとって有害物質のため、さらに肝臓は別の酵素を使って体に害のない酢酸に変換してから体外に排出するのですが、**卵に含まれるメチオニンは、アルコールを分解する酵素の働きをバックアップ。つまり肝臓の負担を軽減してくれる**のです。

また、同じく卵に含まれるアミノ酸のうち、グルタミン酸、システイン、グリシンが結合した「グルタチオン」にも注目です。このグルタチオンは二日酔いの薬にも含まれている成分で、解毒作用があり、肝臓のアセトアルデヒドの分解を促進する酵素の働きを助けます。

なお、お酒を飲むと亜鉛やビタミンB群を多く消耗します。

亜鉛は先に説明したメチオニンと同様、アルコール分解酵素の働きを助けるミネラルのこと。また、ビタミンB_1は糖質を、ビタミンB_2は脂質代謝を助けるダイエットにありがたい存在です。こうした栄養素も卵にはばっちり含まれています。

アルコールを分解する能力は個人差があるとはいえ、飲酒は肝臓に負担をかけるためほどほどにしたいものですが、人によってはどうしてもお付き合いで飲むときもあるでしょう。そんなときこそ卵の出番です。

肝臓のアルコール分解を応援し、二日酔いを防ぐ意味でも、酒の肴には玉子焼きや温泉卵がのったシーザーサラダのような卵料理をプラスしてみましょう。

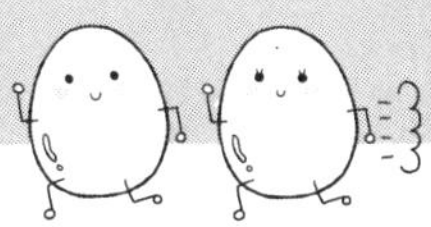

卵に含まれるBCAAが筋肉維持をサポート

私たちの筋肉は、何もしなければ20歳頃をピークに年々1％ずつ減っていきます。第1章の基礎代謝量のところでもお話ししましたが、私たちの体の中でエネルギーを3番目に消費するのが骨格筋です。「にこたま」のダイエット効果を上げるためには、筋肉量の維持も大切なことですから、筋肉の材料となるタンパク質が不可欠なのです。

年々減っていく筋肉を育てるために注目したいのが、白身に含有しているBCAA（バリン、ロイシン、イソロイシン）です。これはプロテインドリンクにも含まれている必須アミノ酸のこと。筋トレに詳しい人なら一度は耳にしたことがあるのではないでしょうか？

ＢＣＡＡの効果は優秀です。卵を食べたあとに軽い運動をすると、白身に含有しているＢＣＡＡが効率よく作用して、筋肉量や筋力増加を助けます。

また、運動をすると筋肉が損傷します。とりわけ筋肉に負荷をかけるような筋トレは損傷が激しいのですが、運動後速やかにＢＣＡＡのようなアミノ酸を含む食材――卵の白身を補うと、筋肉の修復がスムーズに行われ、筋肉増強をサポートしてくれます。

つまり運動の前後の食事として卵はとても適した食材なのです。

日々「合成」と「分解」を繰り返して、新しく生まれ変わる筋肉を強くしなやかな質のいい筋肉へ変えていくには、あえて強度の強い筋トレなどで筋肉を損傷させたのち、筋肉の材料になるタンパク質を十分に補給することが大事。

基礎代謝量を下げないためにも、そしていつまでも自分の足で歩き、元気に活動するためにも運動の前後は「卵！」と覚えておきましょう。

睡眠の質を向上し、イライラを抑える卵でムダな食欲をストップ

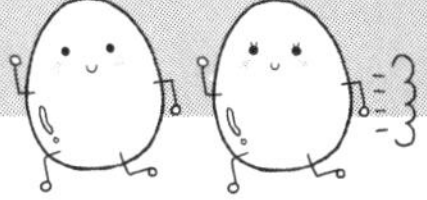

卵で眠りの質を向上させ、太りにくい毎日へ

睡眠の質を向上させる意味からも、朝にタンパク質をしっかり摂取することをすすめる「朝たん（朝タンパク質）」が話題になりました。

これはタンパク質に含まれている「トリプトファン」は、日中に「セロトニン」というホルモンに変化し、さらに夜になると睡眠を促す「メラトニン」になって入眠をスムーズにすることからです。

睡眠は、体の細胞の生まれ変わりが促される、疲労を回復するための大切な時

間。実際に睡眠時間が短い人は太りやすいというデータもあります。

コロンビア大学の研究では、平均睡眠時間が6時間台の女性は肥満のリスクが23％、5時間だと50％も上がるとされています。これは、睡眠不足が続くと食欲を抑制するホルモン「レプチン」が抑制され、その反対に食欲を増進する「グレリン」が分泌されることも影響するようです。

また、**睡眠不足により自律神経の交感神経が優位になると「コルチゾール」というストレスホルモンが分泌されます。この刺激を受けると血糖値が上昇しやすくなり、その結果、インスリンが働いて体脂肪が溜まりやすくなります**。つまり、睡眠不足はダイエットの敵なのです。


60歳以上の中国人高齢者を対象にしたある調査では、**卵を「ほとんど食べない」「まったく摂取しない」人に比べ、「毎日摂取する」と答えた人の睡眠の質は10％も増加した**そうです。

朝、きちんと起きて、良質なタンパク質を含む卵を食べるような生活は、生活リズムと自律神経のバランスを整えてくれます。

入眠をスムーズにし、睡眠の質を向上することは、食べ過ぎを防ぐことにもつながります。太りにくい体に導くためにも食事に卵をプラスしていきましょう。

ダイエット中の敵・ストレスにも卵は強い味方

ダイエット中の敵は、ストレスによるイライラです。イライラで交感神経が優位になると食欲を増進させるホルモン「コルチゾール」が増す一方で、食欲を抑制する、俗にいう幸せホルモンの「セロトニン」が減り、食欲が刺激されます。

イライラ対策といえばカルシウムが有名ですが、**卵の白身に含まれている卵白タンパク質由来のペプチドは精神的疲労を緩和する**とされていて、その効果はカルシウムより効果が大きいといわれています。

また、卵にはカルシウムも、その吸収をよくするビタミンDも含まれています。ストレスでイライラすると食べ過ぎにつながりますが、ダイエット中の心の安定にも、卵が一役買ってくれそうです。

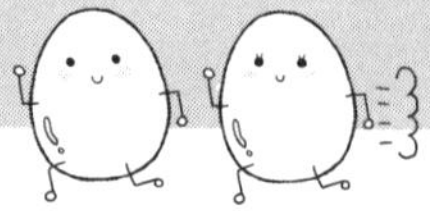

卵が持つ、驚くべきダイエットサポートパワー

ここからP.128までは東京家政大学大学院タマゴのおいしさ研究所の特命教授である峯木眞知子さんの協力を得て、研究所でのこれまでの研究データをもとに、卵が持つ知られざる底力について教えていただきました。

峯木眞知子さん

東京家政大学大学院　タマゴのおいしさ研究所・特命教授。東北大学農学研究科生物資源専攻（後期博士課程）修了。管理栄養士・専門官能評価士。専門分野は調理科学・応用栄養学。40年以上卵のおいしさの研究を続けている。

野菜と卵は名コンビ！　一緒に食べれば栄養素の吸収がアップ

卵と相性のいい食材が野菜です。サラダなどの野菜と組み合わせると野菜の栄養が効率よく吸収できます。

血糖値を急激に上げないためにはベジファーストが有効であることは広く知られていますが、食事の最初に食べるサラダと一緒に卵や卵でできたマヨネーズなどを摂ることで、野菜の栄養の吸収がよくなります（P.122のグラフ参照）。

特に吸収がよくなるのは、体の中で必要に応じてビタミンAに変換されるカロテノイド。ほかにもビタミンD・E・Kの脂溶性ビタミンです。ビタミンAとEはアンチエイジングには欠かせない抗酸化作用が、ビタミンDとKは骨を丈夫にする働きがあり、ミドル世代にとっても見逃せないビタミンです。

また、カサのあるサラダを先に食べるとおなかが膨れ、おかずなどの食べ過ぎを防いでくれます。

卵には残念ながらビタミンCや食物繊維は含まれていませんから、野菜サラダのようなもので足りない栄養素を補うことが体にとっても大切なことなのです。

■ 脂溶性栄養素の吸収をバックアップ

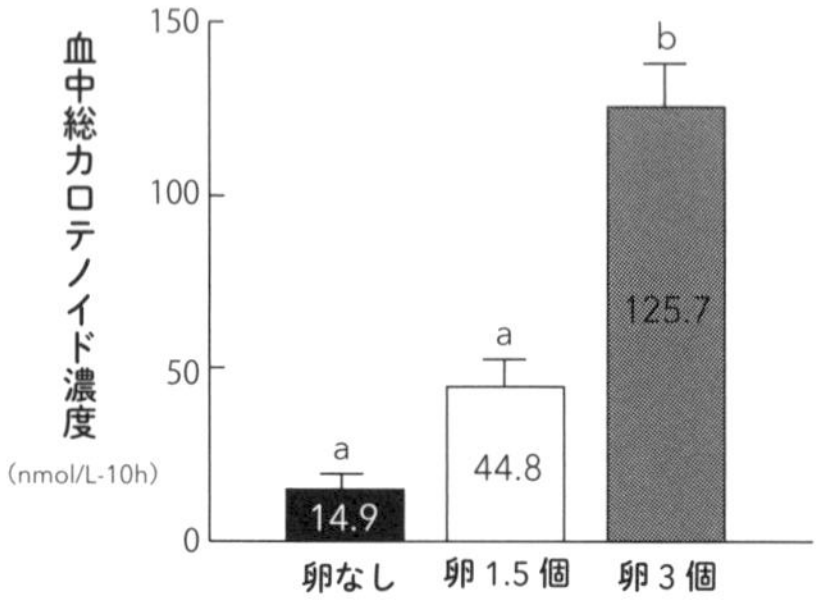

出典：Kim.JE et.Am.J.Clin.Nutr.,2015.12:75-83

アメリカの健常者 16 名に、生野菜サラダを卵あり、もしくは卵なしで食べてもらいました。その結果、卵と一緒に食べた場合は、一緒に食べない場合と比べると、血中カロテノイド濃度が顕著に上昇。つまり卵がビタミン A（カロテノイド）の吸収を助けることが分かりました。

卵は腹持ちがよく、満足感が高い食材

一般的にタンパク質と脂質は満腹感を高めるため、ご飯などのでんぷん質よりも卵を食べるほうが腹持ちがよく、結果的に食べ過ぎを防げると考えられています。

卵の摂取とメタボリックシンドロームの関係を示した報告で興味深いものがあります。BMI が25以上のアメリカ人の肥満女性（25〜60歳）を対象にした研究では、**卵を朝食に食べると満腹感が持続し、その日の昼食での摂取エネルギー量が低下する**ことが観察されています。

また、メタボリックシンドロームのアメ

リカ人男女40人を対象に、12週間にわたって卵を毎日3個摂取するとともに適度な糖質制限を行ったところ、インスリン抵抗性（インスリンの効きが悪くなった状態のこと。数値が高いと脂肪の合成が促進されやすい）の値が改善されたという報告もあります。

また、タンパク質を摂取すると、食欲を抑える「レプチン」というホルモンが分泌されます。レプチンは、おなかが空いたシグナルを出し、食欲を増進させる「グレリン」というホルモンの働きを抑制します。このこともダイエットにはプラスに働きます。

それを裏付けするような研究もあります。健康的なアメリカ人男女50名（20代）を集め、朝食に卵2個を含む食事をするグループとオートミールを摂取するグループ2つに分け、それぞれに朝・昼・夜の食事前における満腹感を4週間にわたって調査しました。その結果、**卵を食べていたグループは夕食前の満腹感が大きく、また1日を通しても空腹感が抑えられ、食欲を増進させるホルモンであるグレリンの濃度も低下した**のです（P.159※2）。以上の結果から、健常な若者であれば朝食に卵2個食べると、その後の満腹感が高まることがわかりました。

卵の摂取が少ないとメタボリスクが上昇する!?

卵はメタボ対策にも一役買います。

糖質制限の条件下で、ＢＭＩが25～37の肥満アメリカ人男性31人（40～70歳）を対象に、毎日卵３個を摂取するグループと、コレステロールを含まない代替品を摂取するグループに分け、12週間継続調査。その結果、両グループともＬＤＬ（悪玉）コレステロールとＨＤＬ（善玉）コレステロール比に変化は認められませんでしたが、前者の**卵を３個食べたグループではＨＤＬ（善玉）コレステロール濃度が上昇。つまり、糖質制限食に卵を加えると、メタボリックシンドロームのリスク因子（ウエストのサイズが増大、血清中性脂肪が上昇、ＨＤＬコレステロール濃度の低下、血圧の上昇、空腹時の血糖値の上昇）を減らせる可能性がある**という結果が出たのです。

このほかに、卵の摂取とメタボリックシンドロームとの関連を調べるために、韓国人約13万人（男性４３６８２人、女性８６７３８人／40～69歳）の被験者を対象にした研究が行われました。この研究では、女性は卵の摂取が少ないとメタボリックシンドロームのリスクが高まり、逆に卵を週7個以上食べていると、メタボ有症率は約10％も低くなる結果が。

男性では卵の摂取が少ない人に、ＨＤＬコレステロール濃度の低下がみられました。

つまり、**卵を食べる量が少ないとメタボリックシンドロームのリスクが上がり、逆にきちんと卵を摂取しているとリスクが低下した**のです。

さらに、同じくアメリカで行われた研究で興味深いデータがあります。ＢＭＩが25以上50以下のやや肥満体型（ＢＭＩ25以上が過体重、30以上は肥満）に、それまでの食事から１０００ｋｃａｌ減らした低脂肪食を指示。一方のグループ（39名）は朝食に卵2個（スクランブルエッグ）を食べてもらい、もう一方のグループ（40名）には卵なしの朝食を、週に少なくとも5日間、8週間続けてもらいました。その結果、**「卵を2個食べた人」は「卵を食べなかった人」に比べ体重、ウエストサイズがより減少した**のです。

肥満指数が高い人やメタボが気になる世代こそ卵に注目です。

卵を食べているとメタボになりにくい可能性が

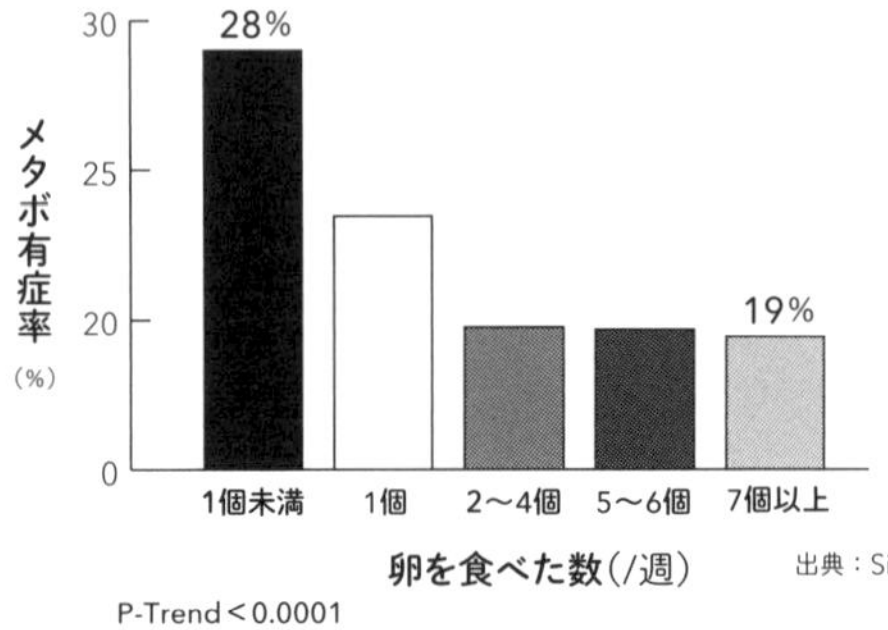

韓国の女性（86738名）を週に何個卵を食べるかによってグループ分けし、比較。その結果、週1個未満のグループと比べ、週7個以上食べるグループではメタボを発生する率が約10%低いという結果に。

出典：Sin S. et.al.Nutrients,2017,9(7)687.

朝食に「卵を2個食べた人」は体重、ウエストともに減少！

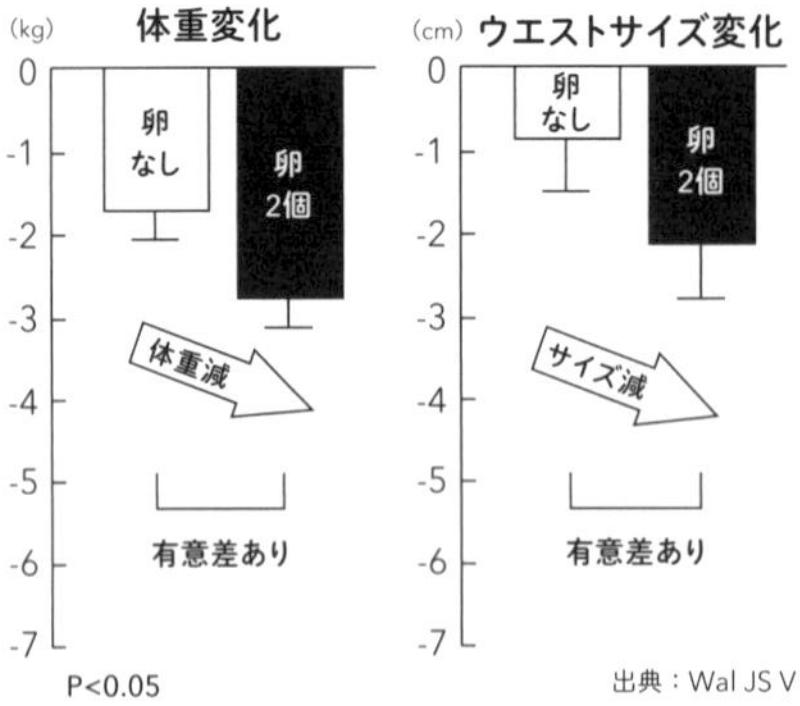

BMIが25以上50以下の男女を対象に行った試験では、週に少なくとも5日間、8週間の間、朝食に「卵を2個食べた人」は「卵を食べなかった人」に比べ体重、ウエストサイズがより減少した。

出典：Wal JS V et.al,J.Obes.,2008, 32：1545-1551.

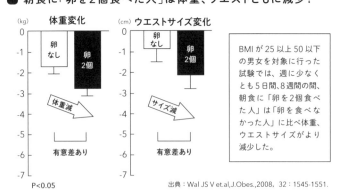

卵は毎日食べても問題なし

コレステロール含有量が多いため、卵のコレステロール量を心配する人もいますが、毎日摂取しても特に問題ないとされているのが今の常識です。

アメリカで肥満者を含む大学生73人を対象に、14週間にわたって毎朝全卵2個相当を摂取するグループと卵を摂取しないグループを比較した研究では、体重、中性脂肪、コレステロール濃度にこれといった大きな差は認められませんでした。また、卵の摂取量と冠動脈心疾患を発症する危険性に関連性はなく、リスクには影響を与えないと考えられています。

糖尿病に関しても卵の摂取量の多少にかかわらず発症リスクには差がなく、東フィンランドの研究では卵を1日あたり4分の3個〜1個相当食べるグループと、少ししか食べない（4分の1個相当）グループとを比べたところ、1個以上食べるグループのほうが、糖尿病発症リスクが低かった結果があります。

つまり、卵の量と疾病に関しては、それほど心配いらないといえます。卵が大好きで健康であれば、毎日卵を楽しんでも問題ないでしょう。

白身生まれの成分が内臓脂肪にアタック！

タンパク質の宝庫・白身から生まれた「乳酸発酵卵白」に内臓脂肪を減らす効果があることが分かり、話題になっています。この乳酸発酵卵白とは、卵白を乳酸菌で発酵させた成分のこと。40歳以上の日本人成人男女37人（へそまわり内臓脂肪面積100㎠以上）のうち19人に卵1個強に相当する乳酸発酵卵白を含んだ飲料（タンパク質8g／日）を、もう一方のグループ18人にミルクホエイ含有飲料を12週間摂取。その結果前者は内臓脂肪がぐんと減少。卵の秘めたるパワーに今後も注目です。

乳酸発酵卵白摂取により、内臓脂肪面積（濃いグレーの部分）**が減少**

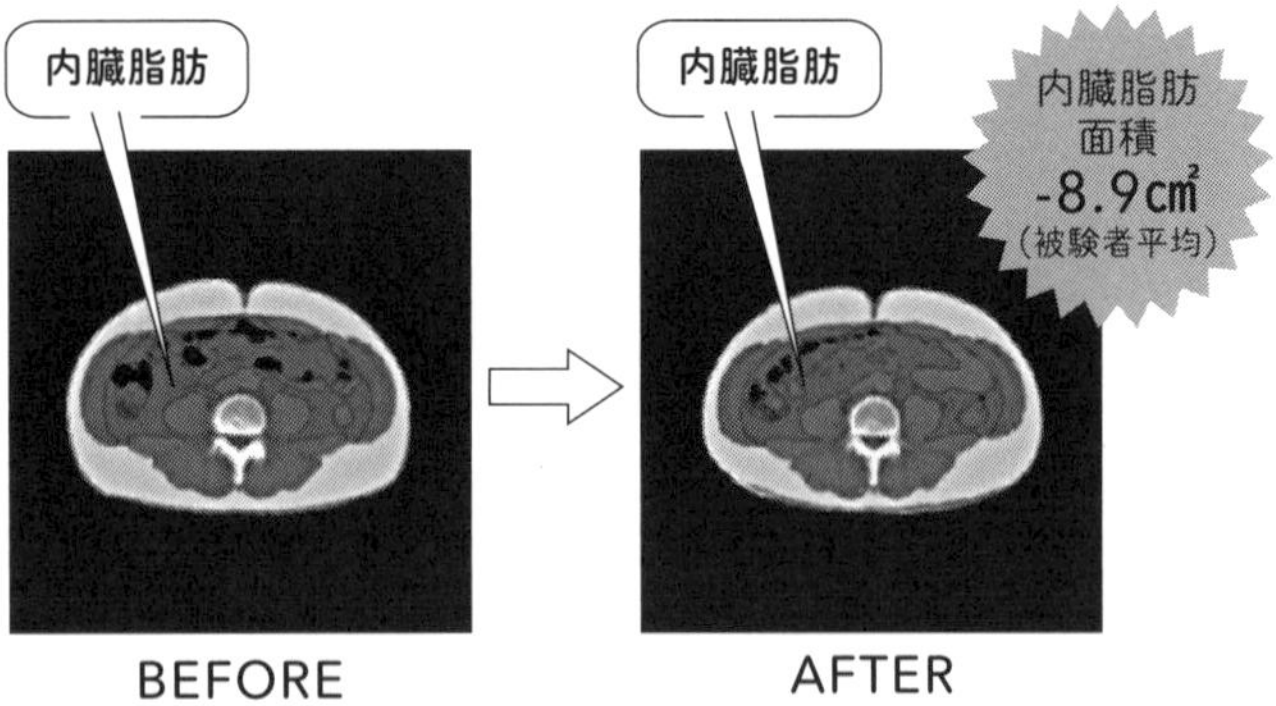

※へそ周囲内臓脂肪面積 100 ㎠以上の 40 歳以上の男女 37 名。
乳酸発酵卵白群：19 名　対照群（ミルクホエイ）：18 名

タンパク質が 1 日あたり 8g になるように調製した乳酸発酵卵白飲料、あるいはミルクホエイ含有飲料を 12 週間毎日摂取。12 週間目のへそ周囲内臓脂肪面積を測定したところ、乳酸発酵卵白摂取群に内臓脂肪面積の減少が見られました。
Matsuoka et al. Lipids in Health and Disease (2017)

第4章

健康&美ボディを
維持するために

知っておきたい
肝臓のこと

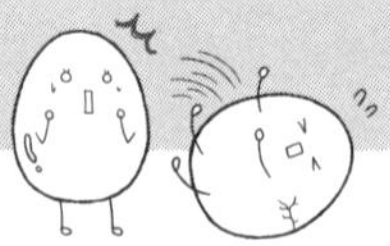

肝臓を弱らせる「食べ過ぎ」で脂肪肝は増えている

肝臓の働きは多岐にわたり、化学工場にも例えられます。酵素を合成し、消化・吸収した食べ物を体が必要とする物質につくり替えるのも、アルコールを無毒化するのも、胆汁をつくるのもすべて肝臓が担っています。まさに肝臓が働いてこそ、私たちの体の機能は正常に働いているのです。

そんな大切な肝臓にダメージを与える、私たちが最も犯しやすい行為があります。それが食べ過ぎです。

私たちが毎日口にする食べ物のうち体のエネルギー源になる栄養素は、炭水化物（糖質）・タンパク質・脂質の3つです。それぞれの栄養素は消化器官と肝臓の力によって炭水化物はブドウ糖に、タンパク質はアミノ酸に、脂質は脂肪酸に分解され、体のあらゆるところで使われます。

これら3つの栄養素は体にとって大切なエネルギー源になりますが、いずれもエネルギーとして消費されなかったものは中性脂肪として貯蔵されます。

つまり食べ過ぎている＝必要以上のエネルギーを摂取している時点で、体には中性脂肪があふれているのです。こうして余った中性脂肪は、やがて内臓周辺の脂肪や皮下脂肪に蓄えられます。

内臓の中でも、肝臓は脂肪が蓄積されやすいところです。そして肝臓の細胞に中性脂肪が溜まった状態のことを脂肪肝といいます。最近、この脂肪肝がとても増えており、問題になっているのです。

肝臓に脂肪が溜まる脂肪肝が増えている

ここ数年、私のクリニックに若い方の来院が増えました。「健康診断で肝臓の数値が悪かった」と来院されるのですが、多くは脂肪肝の状態です。驚くことにこれまでほとんどいなかった30代の方も少なくなく、その数は全患者さんの約1割を占めています。

原因として考えられるのが、2020年に世界的に大流行した新型コロナウイルスの影響です。ロックダウンにより活動自粛が要請され、多くの人がステイホームを求められたことは記憶に新しいでしょう。

自宅待機によって必然的に増えたのが運動不足、食べ過ぎ、飲み過ぎです。これにより脂肪肝が増えたと考えられるのです。

現代人は食べ過ぎている

便利な世の中になり、体を動かす機会が減っているにもかかわらず、食べ過ぎているのが現代人です。現代人の食事量は、狩猟や移動で体を動かしていた原始人に比べると3倍以上といわれています。

「はじめに」でもお話ししたように、私自身お米が大好きな人間で、満腹になるまで大盛りご飯を食べていました。それこそ、お味噌汁一杯でご飯3杯食べるようなことも朝飯前。その上、仕事柄運動不足で、太り過ぎから体を壊すのは時間の問題でした。肥満や脂肪肝が指摘される中、不整脈や痛風といった病気が連鎖して起こったのです。

数々のダイエットを実践する中で気が付いたのは、「ご飯、パン、麺のようなでんぷん質はエネルギー源として優秀だけど、使われなければ脂肪として蓄積されやすいもの」ということ。お米にしろ、パンにしろ、食べてすぐにエネルギーとして使われるのであれば太ることはありません。しかし、たいして体を動かさなければエネルギーは余ります。それなのに「習慣だから」「食べないと体を壊すから……」と食べてばかりいると余剰のエネルギーは蓄積され、ゆくゆくは脂肪肝を招くことにもなるのです。

1日3食でなきゃダメ、という決まりはない

本来、食事は1日3食でなければいけないルールはどこにもありません。エネルギー消費量が著しい成長期の子どもや、肉体労働に従事している方、あるいは1回の食事で栄養を満足に摂取できない高齢者ならともかく、**満足に体を動かしていない現代人にとって1日3食は自分の体に合っているか、疑ってみるべき習慣**です。

16時間食事を抜く方法や、週末は断食をするなど、世の中には実に多くのダイエット法があります。それぞれのメソッドは異なりますが、いずれも根底には、**「食べ過ぎは、消化器官はもとより肝臓、すい臓などの内臓を疲弊させる」**という考えがあります。つまり食べ過ぎにより内臓が本来持っている機能がうまく働いていない、とも考えられるのです。

私自身、ダイエットに関するさまざまな文献を読み、自らダイエットを実践する中で、1日3食である必要性は感じませんでした。むしろ昔の日本人のように1日2食や1食のほうがしっくりきたくらいです。人によってはこまめに5食とったほうが1食あたりの胃腸の負担が減り、ラクに感じるかもしれません。それくらい1日の食事の回数は個人差があるもので、決まりはないのです。

もちろん、1日3食を否定するつもりはありません。朝昼晩3食摂る現代の食事スタイルは、生活リズムを整えたり、一度に食事をして血糖値を急激に上げたりしないための工夫です。しかし、それにより食べ過ぎを招いているのであれば、見直すべき習慣なのです。

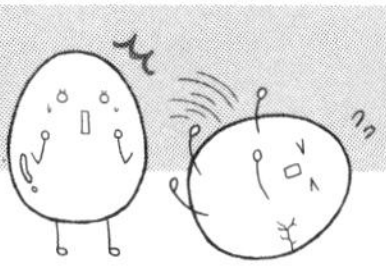

太っている人は、満腹のストッパーが壊れている

食後の満腹感には個人差があるものですが、中には一般の人なら満足する量なのに、その量では満腹感を得られない人がいます。日常的に食べ過ぎている人ほどその傾向がありますが、これは満腹を感じると働くストッパーが壊れてしまっていることが原因として考えられます。

ストッパーが壊れる原因のひとつが「インスリン抵抗性」です。インスリンとは、血糖値を一定に保つためにすい臓から分泌されるホルモンのこと。食後、血中にブドウ糖があふれるとすい臓からインスリンが分泌。このインスリンの力でブドウ糖が肝臓や筋肉に取り込まれることで血糖値は一定に保たれるのです。

しかし、食べ過ぎている人は、すでに血中や肝臓、筋肉といった貯蔵庫にブドウ糖があふれており、ブドウ糖を取り込む余裕がありません。すい臓がいくらインスリンを出してもブドウ糖の受け付けを無視するのです。すると血糖値はなかなか下がらないので、すい臓はますますインスリンを産生するように働きます。このようにインスリンの効きが悪くなった状態を「インスリン抵抗性」といいます。

やがて**過剰にインスリンが分泌されると今度は血糖値が急下降。それが食欲中枢を刺激して、おなかがそれほど空いていないのに食べ物を食べたくなる**のです。加えて、血糖値がなかなか下がらない状態が続くと脂肪の合成が進み、肥満につながります。つまり食べ過ぎは血糖値の乱高下を招き、過食と肥満のループを起こす諸悪の根源なのです。なお、すでに脂肪肝になってる人は「インスリン抵抗性」が起きやすいとされています。

こうした食べ過ぎによる悪循環を断ち切るのにも「にこたま」が役立つのです。**高タンパク質の食事はインスリン抵抗性を弱め、食欲を正常な状態に戻します。**また、栄養不足だと体が必要な栄養を欲するため、むやみに間食したくなりますが、完全栄養食品の卵がそれを抑制します。

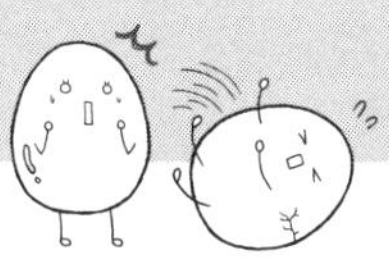

アルコールとの正しい付き合い方

飲み過ぎは肝臓に負担をかける行為

食べ過ぎと並んで、肝臓に負担をかける行為が飲酒です。アルコールの飲み過ぎは注意したい行為です。アルコールは体にとっては毒のようなもの。一部は呼気や尿などに排出されますが、分解はほとんど肝臓で行われます。

アルコールは体内に吸収されると、肝臓内にある酵素の力でアセトアルデヒドに変換されます。アセトアルデヒドはとても毒性の強い物質のため、肝臓はさらに違う酵素を用いて酢酸に変換。やがて水と二酸化炭素にまで分解・無毒化するので

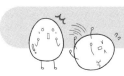

す。この作業は肝臓をとても疲弊させます。

そのため、飲酒が積み重なると「アルコール性脂肪肝」や「アルコール性肝炎」のような肝障害につながるリスクが高まります。

お酒が強い人は、アルコールの分解能力が高いといわれますが、分解能力が高くても、肝臓に負担をかけることには変わりありません。また、ウコンのような肝機能を助けるサプリメントは、一時的に肝臓の元気を出すだけ。飲酒を続ければ、疲れた肝臓にムチを打って働かせるようなもので、これも負担をかけます。

肝臓への負担を考えるのなら、休肝日を2日続けて設けましょう。過度な飲酒でなければ再生能力の高い肝臓は、48時間（2日間）あれば頑張ってダメージを回復してくれます。アルコール性肝疾患も飲酒をやめるだけでかなり改善します。

飲酒は食べ過ぎを招き、肥満の原因になる

アルコールには食欲増進作用があります。つまり飲酒は、アルコールと食べ過ぎで肝臓に負担をかけます。また、アルコールが入ってくると、その間、**肝臓は糖や脂質の代謝をストップして、アルコールの分解を優先。**全身に送らなければならな

いブドウ糖の供給を止めるため、血糖値が下がります。最もブドウ糖を欲する脳は、ブドウ糖が供給されないと空腹に耐えかね、〆のラーメンやスイーツを欲求するのです。つまり、飲酒は食欲を高め、中性脂肪を増やすもとです。

肝臓が許容できる1日のアルコール摂取量

ただ、お酒が好きな方ですと、飲酒を控えるとストレスの原因にもなりますし、代償行為として甘いものを無性に食べたくなることもあります。

お酒を飲むのであれば、飲み過ぎに注意すれば問題ありません。具体的な目安量は、男性であればビールのロング缶500㎖1本、女性であれば350㎖缶1本。これくらいなら肝臓は頑張ってくれます。

なお、2024年2月、厚生労働省公表の「健康に配慮した飲酒に関するガイドライン」により、アルコールの摂取量の目安が明確になりました。これによると生活習慣病のリスクを高める純アルコール量は、1日あたり男性は40g以上、女性は20g以上。お酒の強さは個人差がありますが、ガイドラインに基づく量は次のページの通りです。

■健康に配慮した純アルコール量の目安（1日あたり）

純アルコール量の算出方法

飲む量（mℓ） × アルコール度数 × 0.8（比重） ＝ 純アルコール量

例）ビールロング缶500mℓ（アルコール度数5%）の場合
500mℓ×5%（アルコール度数）×0.8（比重）＝純アルコール量20g

純アルコール量20gの目安（男性はこれの2倍の40gが目安）

酎ハイ（7%）	350mℓ
ワイン（12%）	200mℓ（小さいグラス2杯分）
日本酒（15%）	1合弱
焼酎（25%）	100mℓ
ウィスキー（43%）	60mℓ（ダブル）

※個人差があります。

お酒を飲んでも顔が赤くならない、気分が悪くならないようなアルコールに強い人であっても、日本人は欧州の人に比べれば、アルコールにはそれほど強くない遺伝子を持ち合わせていますから要注意です。

特に**ＢＭＩ25以上の方で飲酒習慣がある方の30％にアルコール性脂肪肝の傾向がある**といわれており、飲み続けるとアルコール性肝硬変のリスクが高まります。まずは適正体重に戻すこと。そして肝機能の数値が悪い方は正常値を目指すためにも休肝日を持ち、1日の飲酒量を適正量まで減らしましょう。

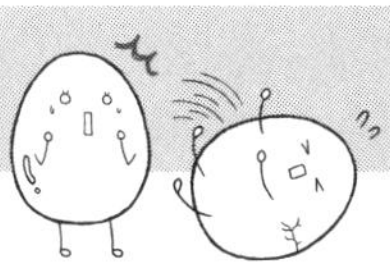

肝臓に脂肪が溜まる
脂肪肝とは

脂肪肝とは肝細胞の5％以上に脂肪が溜まった状態を指します。

食事から摂った栄養は、糖質はブドウ糖に、脂質は脂肪酸に分解されたのち各細胞に運ばれて使われますが、このとき使われなかった中性脂肪が肝臓に蓄積されると脂肪肝になります。肝細胞の中に中性脂肪が溜まるとぷっくり膨らんで、まるでフォアグラのようになる、というとイメージしやすいでしょうか。

脂肪肝の原因はさまざまですが、主にお酒の飲み過ぎ、食べ過ぎ、運動不足による肥満が指摘されています。

このうち、**アルコールを起因とする脂肪肝を「アルコール性脂肪肝」、飲酒以外**

（主に食べ過ぎ）を起因とする脂肪肝を「非アルコール性脂肪肝」といいます。

脂肪肝は肝臓に脂肪が多い状態をいうもので、それ自体は病気ではありません。また、脂肪肝になっても自覚症状はそれほどなく、気づかないことがほとんどです。健康診断でも数値となって表れない人もいます。

アルコールを飲まない人にも増えている脂肪肝

アルコールの飲み過ぎは、「アルコール性脂肪肝」や「アルコール性肝炎」といった肝障害の原因になります。しかし**最近、アルコールをほとんど飲まない人に脂肪肝が増えています。これが非アルコール性脂肪肝です。**

なお、「非アルコール性脂肪肝」はＮＡＳＨ《ナッシュ》、「非アルコール脂肪肝炎」はＮＡＦＬＤ《ナッフルディー》と呼ばれており、その名で広く認知されていました。しかし、２０２３年6月、メタボリック症候群の基準の一部を満たす場合に限定し、ＮＡＳＨを「ＭＡＳＨ《マッシュ》」、ＮＡＦＬＤを「ＭＡＳＬＤ《マッスルディー》」と呼び名を改めることになりました。なお、この本では混合を避けるために、日本語読みで統一しています。

これまで非アルコール性脂肪肝は、心配のない脂肪肝と考えられていましたが、

非アルコール性脂肪肝の自然経過

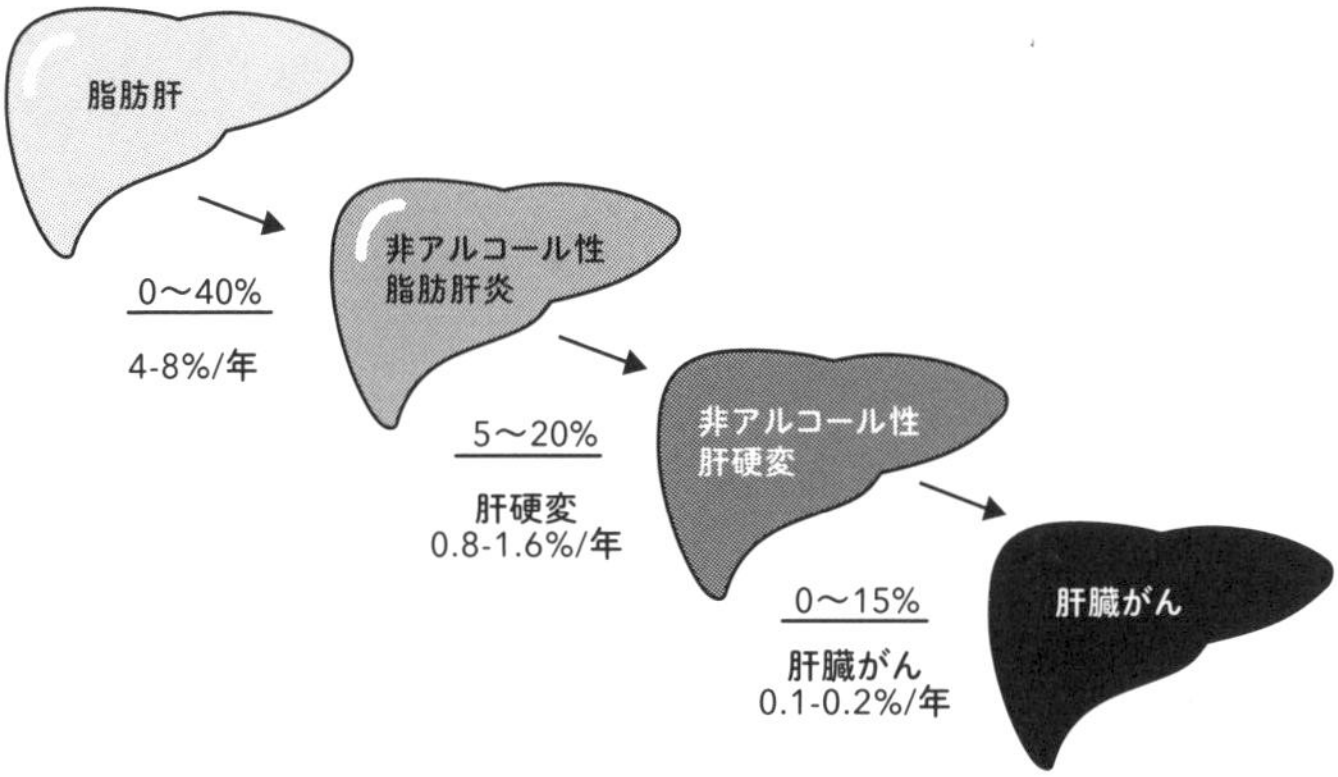

非アルコール性脂肪肝の10〜20%は非アルコール性脂肪肝炎で、治療しないと
5〜10年で5〜20%が非アルコール性肝硬変に。さらには肝臓がんのリスクも上がります。

近年の調べでこのうち治療をしなければ、4〜8%は「非アルコール性脂肪肝炎」に移行することが分かっています。さらに非アルコール性脂肪肝を放っておくと肝細胞が線維化して硬くなり、そのうちの約5〜20%の人が5〜10年ほどで肝硬変に移行し、最悪の場合は肝臓がんになる可能性が高いとされています。脂肪肝になったら全員が肝硬変や肝臓がんに進行するとは限りません。一部の人のリスクが高いだけです。しかし、その予想はなかなかできません。ですから、脂肪肝のうちに手をうつことが大切なのです。

なお、アルコール性の脂肪肝は、アルコールをやめれば脂肪肝が改善すると考えられていたため「非アルコール性脂肪肝」と「アルコール性脂肪肝」は分けられていました。しかし近年では、どちらもメタボリックシンドロームのように食習慣や生活習慣が起因であることから、あえて分類せず「メタボリック代謝性脂肪肝」という言い方に変わってきています。

非アルコール性脂肪肝が増えている原因としては、食べ過ぎや運動不足による肥満。脂肪肝の人ほどＢＭＩ値は高く、7割は肥満です。また、同時に糖尿病、脂質異常症なども併発していることも多いです。

やせている人でも、脂肪肝のことも

日本国内の非アルコール性脂肪肝の正確な患者数はわかっていませんが、人間ドッグを受けた成人の約30～40％に非アルコール性脂肪肝が確認されているため、潜在的な患者数は２０００万人に上るとも推測されます。

先ほど、非アルコール性脂肪肝の7割は肥満とお伝えしましたが、残り3割は太っていない方もいます。

困ったことに、非アルコール性脂肪肝炎の前身である脂肪肝は、健康診断の肝機能検査におけるＡＳＴ、ＡＬＴ、γ－ＧＴＰといった数値だけでは判断が難しいのです。しっかり判断するには超音波検査（エコー）で調べる必要があります。

また、脂肪肝は男性に多い状態ですが、女性は段階的に数値が悪くなってくる傾向があります。これは、**女性ホルモン（エストロゲン）が減少しだす更年期に差し掛かると、中性脂肪がつきやすくなる**ためです。ミドル世代は健康診断の肝臓の数値を注意深く見る必要がありそうです。

脂肪肝は、放っておくと肝炎を起こす可能性がある油断できないものです。そのような困った事態を避けることからも、病気になる手前の脂肪肝のときに手を打ってほしいのです。具体的な方法で最も効果的なのが、食事療法や運動による減量。実際に肥満気味の人が体重の７％を落とすだけでも、非アルコール性脂肪肝が改善するデータがあります。

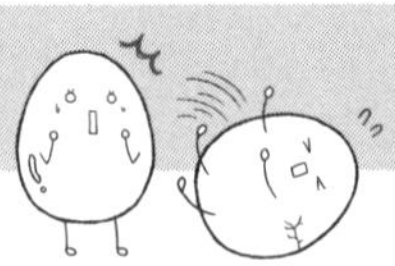

健康診断で確認しておきたい肝機能の数値

肝機能が気になるときは、健康診断の血液検査の数値をチェックしましょう。

肝機能の数字で知られるのがγ－ＧＴＰです。これは、飲酒や服薬により肝臓に負担がかかっているときに上がる数値のひとつです。数値が高いときはアルコールなどにより、肝臓に過剰な負担がかかり、肝臓が余計な仕事をさせられている状態です。γ－ＧＴＰはお酒を飲む人ほど高いといわれますが、お酒をやめれば数値はグンと下がりますし、数値が高くても肝細胞が壊れているわけではありません。とはいえ、油断してもいけないのがγ－ＧＴＰです。ずっと高い数値（男性80以上、女性30以上）を示しているのであれば、将来的にはＡＳＴやＡＬＴの数値が上がり、ア

チェックしたい数値　AST（GOT）とALT（GPT）

ともに肝臓に存在する酵素の一種で、肝細胞が炎症を起こすと上がってくる数値。数字が高いほど損傷の程度が高い。30以上になると精密検査がのぞましい。

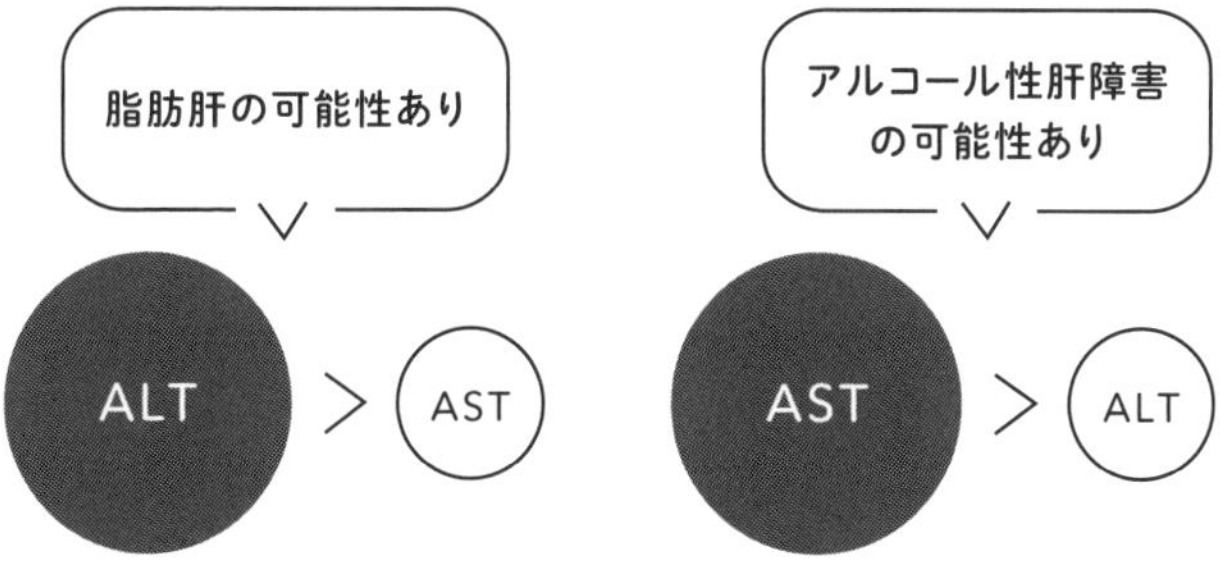

ルコール性肝障害にかかる可能性が高いといえます。ですから、検査前だけ禁酒しても意味がありません。

そしてもうひとつ、注意深く見てほしいのが、ASTとALTの数値です。これは肝臓の壊れ具合を見る数値で、肝機能が悪くなると、それぞれ100～200まで数字が上がってきます。

なお、正常値であってもASTとALTを比べたとき、**ASTがALTよりも高い場合はアルコール性の肝障害が、ASTがALTよりも低い場合は、非アルコール性脂肪肝の可能性が考えられます。**

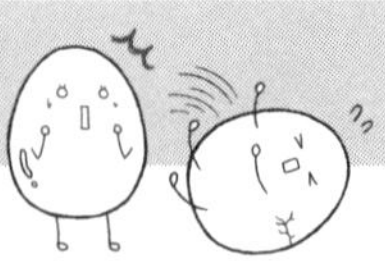

肥満になると、さまざまな病気のリスクが上昇する

メタボの先にさまざまな病気が待っている

メタボリックシンドロームの判定基準は、内蔵脂肪型肥満（腹囲が男性85㎝以上、女性90㎝以上で判断）で、高血圧・高血糖・脂質異常症のうち、2つ以上を抱えている状態を指します。まれにやせ型の人もいますが、一般的にこのような「メタボ」と判断される人のほとんどは肥満体型です。これは私のクリニックを訪れる脂肪肝の患者さんの体型と一致します。

現在、慶應義塾大学医学部教授の伊藤裕先生が提唱する**「メタボリックドミノ」**

という概念が広まっています。これは生活習慣や食習慣の乱れが肥満を招き、やがてそれが高血圧・高血糖・脂質異常症を合併したメタボリックシンドロームに。さらにそこから**脂肪肝、動脈硬化や糖尿病が進むと、やがてそれが脳卒中や心不全、認知症といった病気を引き起こす**というもの。つまり、ドミノ倒しのように体が連鎖して悪くなるという概念です。

将来、重い病気を引き起こさないためにも、重い病気の芽となる内臓脂肪を早い段階で摘み取ること。ひいては太り過ぎを解消することが大切です。

やせにくくなった、太ったら脂肪肝を疑う

現代人に増えている脂肪肝の3大原因は、食べ過ぎ、飲み過ぎ、運動不足です。これは標準体重を大きく超えた、内臓脂肪を蓄えた人に共通する生活習慣です。

脂肪肝を疑う、わかりやすいサインは肥満です。

脂肪肝の人の7割は肥満傾向がありますから、もし体重が増えてきたり、血液検査で中性脂肪や内臓脂肪の数値が指摘されたりしたら、脂肪肝を疑って食生活や生活習慣の見直しを。食べ過ぎている、お酒をたくさん飲んでいる、甘いものがやめ

られない、ご飯やパンが大好きでたくさん食べてしまう……そんな生活習慣を送っていて、やせにくくなってきた人は脂肪肝予備軍ですから要注意です。

肝臓をいたわる生活が太りにくい体をつくる

肝臓に脂肪が溜まる脂肪肝は、食べ過ぎや運動不足が多い現代人の中で、これからも増えてくると思われます。

約10年前は、ＡＳＴやＡＬＴの値が50ぐらいだったら脂肪肝とされ、「食事療法で体重を減らして数字を下げましょう」と指導するに留まり、専門医の受診をすすめることはありませんでした。しかし現在は、ＡＳＴやＡＬＴが50以上になると専門医で精密検査を促す指導に変わってきました。

これは、脂肪肝を放っておくと肝硬変や肝がんのリスクが高まることが判明してきたからです。

脂肪肝は、肝臓に脂肪が溜まった状態なので、食事をさっぱりしたものにすればいいのでは?と思いがちですが。食べものをさっぱりしたものに替えたからといって、肝臓についた余分な脂肪が出ていくわけではありません。

肝臓はアミノ酸や良質な脂質を材料にしながら、新しい細胞に生まれ変わっていきます。ですからこの本で紹介した「にこたま」が有効なのです。

食べ過ぎがなくなり、肝臓をはじめとした内臓についた脂肪が落ち、体重が標準体重に近づくと、それに伴って肝機能が向上してくる方がほとんどです。肝機能がよくなると、だるさや疲れが驚くほど軽くなり、以前よりよく眠れるようになります。明らかに体の調子が違うのを実感できるはずです。

なお、私のクリニックの患者さんの中で「にこたま」を始めた方は、体重が多い人ほど先に３〜４kgやせ、それに伴うようにしてＡＳＴとＡＬＴの数値が正常に近づくことが多いです。ただし、すでに肝臓が壊れだしている方（＝ＡＳＴやＡＬＴの数値がかなり悪い方）は、「にこたま」をしてもなかなかやせない傾向があるので、辛抱強く経過を見ていく必要があります。

ちなみに、非アルコール性脂肪肝炎は鉄の代謝異常も原因と考えられているので、鉄分の摂り過ぎはあまりよくないといわれています。卵には鉄分が含まれますが、問題になるほどの量ではありません。むしろ「にこたま」で改善する人が多いです。

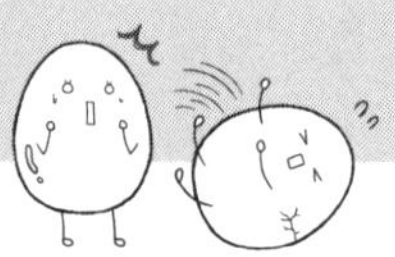

沈黙の臓器・肝臓は早めのケアがカギ

働き者の肝臓には、「頑張り屋でガマン強い」、という側面があります。「肝臓は沈黙の臓器」と誰もが一度は耳にしたことがあると思いますが、肝臓はちょっとしたことでは根を上げません。近年、増えている脂肪肝になったとしても、肝臓はじっと耐えているのです。

そのため脂肪肝だとしても、血液検査だけでは分からないケースが多いです。これまでお話しした通り、数値は正常でも腹部の超音波検査（エコー）で肝臓を見てみたら、脂肪肝であったケースは少なくないのです。

肝臓の疾患は静かに進行するのが特徴で、幸か不幸か、肝臓はかなり悪くならないと症状が出ません。例えば、肝硬変だとしても腹水や黄疸のような目に見えて分かる症状がなかなか出てこないこともあるくらいです。

健康診断の**肝機能の数値が正常値でも、もし、だるい、元気がない、疲れやすい……といった症状があったら肝臓が疲れている可能性がある**ので要注意。肝臓は徐々に悪くなるので「疲れやすさや倦怠感は年のせいだ」と思う前に、肝機能の低下を疑ってください。

ちなみに、がんが進行すると肝臓への転移がよく見られますが、これは肝臓には動脈と静脈以外に門脈という血管が存在しているためです。この門脈は消化器の血流の多くを受け入れるためがん細胞が引っかかりやすく、そのためがんが転移しやすいのです。

すべての道はローマに通ず、ではないですが、多くの血が巡る肝臓は、ほかの臓器の不具合も引き受けてしまう臓器です。肝臓が悪いとドミノ倒しのように体の調子が悪くなることも心に留めておきましょう。

再生能力の高い肝臓は、ケアした結果が表れやすい臓器

肝臓は400日ぐらいでほとんどの細胞が生まれ変わるミラクルな臓器です。その間に卵のような肝臓の材料になる体にいい食材を入れると同時に、肝臓に負担をかけない食事にシフトしましょう。それにより肝臓が元気になり、脂肪が溜まりづらくなる。つまり肝臓が元気になるのです。

脂肪肝が進んでしまうと、それこそこれまでの食事が楽しめなくなります。甘いお菓子も、ご飯の量も、アルコールの量も厳密に管理しなくてはいけなくなります。旅行やお友達との食事も思うように楽しめなければ、それこそ味気ない人生になってしまうでしょう。

逆に、肝臓が元気な状態に上向いてくれれば、甘いお菓子も、アルコールも時々羽目を外して食べるくらいなら肝臓は頑張って働いてくれます。もちろんご飯やパンも麺類も食べて大丈夫です。

あれほど肝臓の数値が悪かった私も、今では正常値に戻り、甘いものやラーメンなどを時々口にしても正常値を維持できています。体重が少し増えたときは、数日だけでも「にこたま」を実践すると、スッと元に戻れるようになりました。以前のようにおなかいっぱいになるまで食べなくても、少量で満足できるようになり、身軽さを実感しています。

肝臓が悲鳴を上げる一歩手前の分かりやすいサインが肥満です。**「にこたま」は、食べ過ぎだった食習慣をリセットし、肝臓についていた脂肪を落とし、肝臓の元気を取り戻す、簡単で分かりやすい方法**です。そしてこの先も、自分の好きなものを食べられる足がかりとなるダイエットです。「にこたま」で、楽しく健康的な毎日を目指していきましょう。

おわりに

私はこれまで、「肝がんで亡くなる人が一人でも減ってほしい」。

そんな思いで診療を続けてきました。その中で生まれたのが、本書で紹介している「にこたま」療法です。

このダイエット法をつくり上げていくために、たくさんの患者さんとのやりとりがありました。患者さんと毎日のように「これならできるかな」「こんな風にしたら続けられるかな」と、相談しながら工夫や変更を重ねてつくり上げた宝物のようなダイエット法でもあります。

私自身、この方法を実践して確かな効果を実感しました。

卵が嫌いな方やアレルギーのある方は踏み込みづらいと思いますが、卵を、納豆や、具だくさんのスープ・みそ汁などタンパク質、ビタミン、ミネラル豊富なおかずに置き換えてもらうと近い効果が出てくると思います。

この本を制作するにあたり、東京と札幌でのＺｏｏｍのやりとりを重ね、「にこたま」の効果を裏付ける学問的な内容を整理し、卵のおいしさ研究所の峯木さんに取材協力をいただくなど、多方面からのアプローチがあって完成に至りました。

本当にさまざまな人たちの協力を得て、でき上がった本です。

これまで、ウイルス性肝炎による肝がんで亡くなる患者さんをたくさん診てきました。これからは脂肪肝から進行した脂肪肝炎や、肝がんが増えてくることが予想されています。

同じことを繰り返したくない、肝がんで悲しむ人が一人もいなくなってほしい。肝がん患者さんを診る医療者もいなくなって、「肝がんはもう過去の病気ね」と言えるような世の中になってほしいと思っています。

日常診療のみならず、医療講演や肝がん検診などを通して、一人でも多くの方に伝えたいと思ってきた「にこたま」がこの本になったことで、さらに多くの方の役に立ってくれることを願っています。笑顔と感動あふれる社会を実現する一つの助けになったら本当にありがたいです。

もし、私の話を聞いてみたいと思う方がいたら可能な限り伺いたいと思って活動を続けています。そうは言ってもなかなか難しいところもあるかも知れませんが、ブログやＹｏｕＴｕｂｅなどでも講演会の情報や動画を発信していますので、川西輝明で検索してみてくれたらとも思います。

それではまたみなさんに伝える機会がありますように。

これからも患者さん共々、楽しく無理なく頑張っていきたいです。

今後ともよろしくお願いいたします。

肝臓クリニック札幌 院長　川西 輝明

川西輝明（かわにし・てるあき）

北海道大学医学部卒業。日本内科学会認定内科医、日本肝臓学会専門医・指導医、日本消化器病学会専門医・指導医、日本消化器内視鏡学会専門医、日本超音波医学会専門医。
北海道民医連就職、稲積公園病院、札幌緑愛病院勤務を経て、2017年5月「肝臓クリニック札幌」開院。自身の肥満や脂肪肝を改善するためさまざまなダイエットに取り組んだ結果、主食をたまごに置き換える「にこたま療法」にたどり着き、見事大幅減量、脂肪肝克服に成功。患者さんへの食事指導の入り口として「にこたま療法」をすすめたところ、ダイエットに成功する方や、肝臓の数値が改善する方が続出し、さまざまなメディアでも話題に。クリニックでの勤務のほか、肝臓がんを予防・患者を減らす取り組みとして肝がん検診団を結成。肝臓病に関する正しい知識を啓発するため、全国公演をライフワークとしている。

参考文献

『まいにちタマゴ』(池田書店)、「タマゴを読み解く － 正しい知識で健康に － 」(タマゴ科学研究会)、「タマゴの魅力　タマゴ博士とタマゴの秘密を解き明かそう！」(タマゴ科学研究会)

参考サイト：http://japaneggscience.com/index.html

※1：1 Sakurai M、Nakamura K、Miura K、et al(2014)「Sugar-sweetened beverage and diet soda consumption and the 7-year risk for type 2 diabetes mellitus in middle-aged Japanese men」『European Journal of Nutrition』53、pp.251-258

※2：Missimer A et al., Consuming Two Eggs per Day, as Compared to an Oatmeal Breakfast, Decreases Plasma Ghrelin while Maintaining the LDL/HDL Ratio. Nutrients. 2017, 9, 89; doi:10.3390/nu9020089

● スタッフ
ブックデザイン　山之口正和＋齋藤友貴 (OKIKATA)
マンガ・イラスト　りゃんよ
編集協力　平川 恵

25kgやせた医師が教える
にこたま肝臓ダイエット

2024年7月9日　第1刷発行

著　者　川西輝明
発行人　土屋 徹
編集人　滝口勝弘
編　集　彦田恵理子

発行所　株式会社Gakken
〒141-8416　東京都品川区西五反田2-11-8
印刷所　中央精版印刷株式会社

● この本に関する各種お問い合わせ先
本の内容については、下記サイトのお問い合わせフォームよりお願いします。
https://www.corp-gakken.co.jp/contact/
在庫については　TEL:03-6431-1250（販売部）
不良品（落丁、乱丁）については　TEL:0570-000577
学研業務センター　〒354-0045　埼玉県入間郡三芳町上富279-1
上記以外のお問い合わせは　TEL:0570-056-710（学研グループ総合案内）

©Teruaki Kawanishi 2024 Printed in Japan

本書の無断転載、複製、複写（コピー）、翻訳を禁じます。
本書を代行業者等の第三者に依頼してスキャンやデジタル化することは、たとえ個人や家庭内の利用であっても、著作権法上、認められておりません。

複写（コピー）をご希望の場合は、下記までご連絡ください。
日本複製権センター　https://jrrc.or.jp/ E-mail：jrrc_info@jrrc.or.jp
Ⓡ<日本複製権センター委託出版物>

学研グループの書籍・雑誌についての新刊情報・詳細情報は下記をご覧ください。
学研出版サイト　https://hon.gakken.jp/